すぐに役立つ健康レシピシリーズ❹

NHK きょうの健康

腎臓病の食事術【ポケット版】

【監修】筑波大学医学医療系臨床医学域腎臓内科学 教授 山縣邦弘
日立総合病院栄養科科長 管理栄養士 石川祐一
【料理考案】管理栄養士 大越郷子

【 編 】「きょうの健康」番組制作班、
主婦と生活社ライフ・プラス編集部

主婦と生活社

はじめに

ＮＨＫの番組「きょうの健康」から生まれた『腎臓病の食事術』（発行２０１１年）には、「面倒な栄養計算をしなくても作れるので助かった」「減塩食とは思えないほどおいしかった」など、多くの読者からご好評をいただきました。

本書は、皆様からのこうした声に感謝しつつ、最新情報を加えて、持ち運びに便利で活用しやすいポケット版に再編集したものです。

尿検査や血液検査で、腎臓の障害や機能低下を示す値が基準範囲におさまらない状態が続くと、「慢性腎臓病」となります。**こうした状態でも自覚症状はありませんが、悪化すると、厳しい食事制限が必要となり、透析療法が必要になることもあります。**

慢性腎臓病と診断された場合、健康を維持するためには、それまでとっていた塩分の量やたんぱく質の量を見直すなど、食生活の改善がとても大切です。けれども、中には以前の食事と比べて物足りなさを感じ、挫折してしまう人も少なくないようです。長く続けるコツは、おいしさを保ちつつ、無理なくできる自分なりの工夫のポイントを見つけることです。

この本では、番組にも出演していただいた筑波大学腎臓内科の山縣邦弘教授に加え、栄養指導の立場から日立総合病院管理栄養士の石川祐一さんにも監修をお願いし、管理栄養士の大越郷子さんに〝満足感〟〝手軽さ〟を重視した料理を考えていただきました。

慢性腎臓病が気になる方にとって、この本が日々の食生活を工夫するうえでよい助けとなることを願っています。

最新の情報を、専門家がわかりやすく解説するＮＨＫの番組、「きょうの健康」。番組では、これからもこの腎臓病対策など様々なテーマについて、信頼できる確かな健康情報を皆様にお届けしていくべく、さらに努力を重ねて参ります。あわせてご覧いただけたら幸いです。

「きょうの健康」番組制作班

監修者より

はじめまして。筑波大学の山縣邦弘です。

医師として臨床に携わるようになって29年、腎臓病の治療、研究を続けてきました。診察を通じて日々実感しているのは、腎臓病と診断される患者さんの中で、糖尿病や高血圧などの生活習慣が関与する病気のために慢性腎臓病に至る方が急増していることです。このような患者さんは、腎臓が悪化する前に生活習慣の改善、特に食事改善に取り組めば、腎機能の悪化を未然に防ぎ、人工透析などに進まずにすみます。ひとたび腎機能の悪化があっても、生活習慣の改善と薬物療法などで適切な治療を行えば、更なる腎機能の悪化を抑制し、快適な日常生活を継続することが可能です。

慢性腎臓病は、それに至った原因と進行度によって治療が変わってきます。ただし、腎臓病はかなり進行するまで症状が現れにくいため、ある日突然、重症の状態として診断されることもあるのです。したがって慢性腎臓病の診療にあたって大切なのは、慢性腎臓病に至った原因疾患を正確に見極め、同時にたんぱく尿の程度と腎機能の評価を行い、重症度を知ることです。さらにひとりひとりの患者さんのお話から日常の生活習慣、運動習慣を確認し、24時間蓄尿検査などで日常生活での塩分摂取量、たんぱく質摂取量などを知ることで、最適な食事指導を具体的に提案することが可能になります。

本書では、〝塩分を減らす〟〝適正エネルギーを守る〟という基本の食事法に加え、慢性腎臓病の食事で工夫の必要な〝たんぱく質の適切なとり方〟についても紹介しています。日々、患者さんと向き合っている管理栄養士の助言を得ながら、無理なく実践できる方法を考えました。食事の内容で何より大切にしたのが、食べる楽しみを奪わないことです。どんなに健康に良いものでも、味気ないものでは長続きしません。ですから、本書では簡単に作れる、ふだんの家庭料理という点に重きをおきました。

本書が皆様の食卓に役立ち、健康な暮らしの一助となれば幸いです。

筑波大学教授

山縣邦弘

本書では長く続けられるために5つのことを大切にしています

食事改善は、毎食、毎日のことです。物足りなかったり、面倒に感じるような食事では、とても続きません。だから本書では、可能な限り、「今までどおり」を貫きます。

「これが減塩食!?」と驚くほど、今までどおりのおいしさを大切にしました。

減塩食というと、「薄味で物足りない」イメージがつきもの。
でも本書では、ふだんどおりのおいしさと満足感を保つために、
さまざまな工夫をしています。
患者さん以外の家族にとっても
健康的なメニューです。

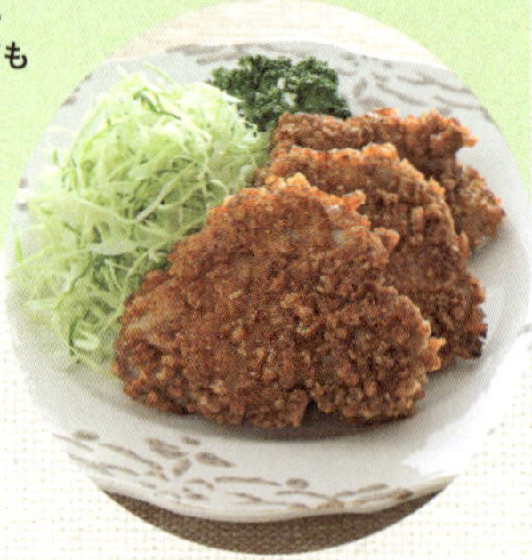

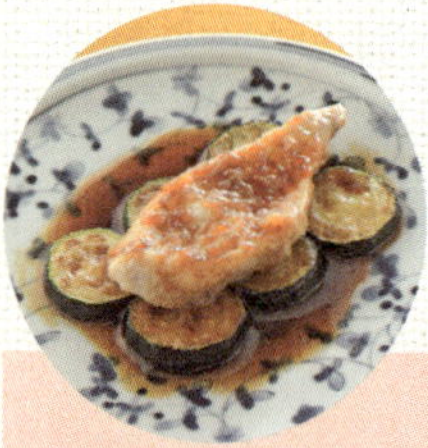

好きな料理を選ぶだけで、とても簡単に塩分&たんぱく質コントロールができます。

食べたい料理を選んで組み合わせる
だけで、毎食の塩分が2g以下。
1日6g未満の塩分摂取目標が
簡単に達成できます！
たんぱく質についても
一定量以下に抑えられます。
面倒な塩分計算、たんぱく質計算、
カロリー計算はいっさい必要ありません。

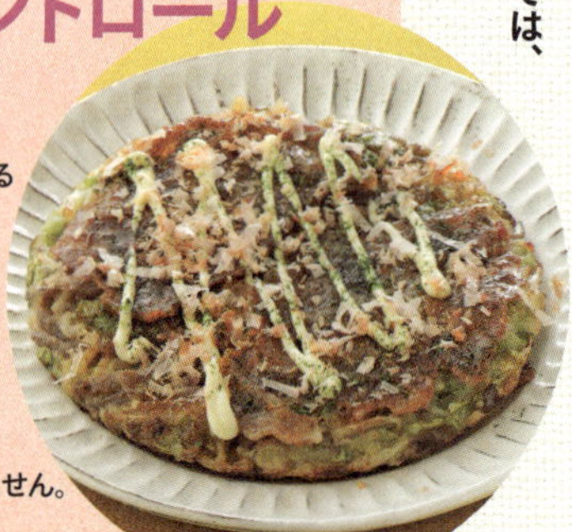

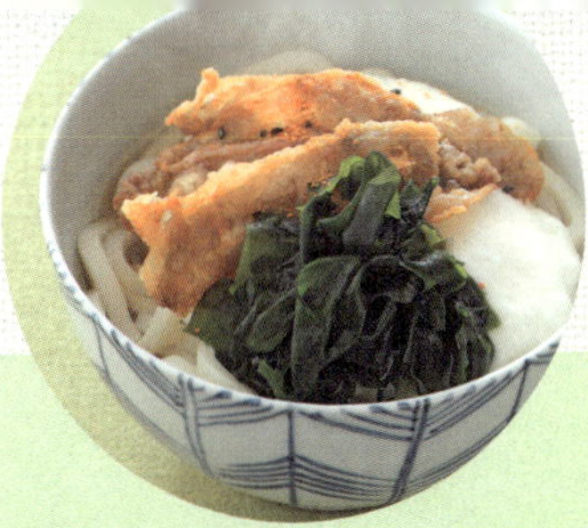

塩分が気になる
みそ汁やめん類も
あきらめません。

みそ汁やめん類は塩分の多い料理の代表ですが、
そんな料理にもひと工夫。ストレスを感じずに
好きなメニューを楽しめるように、
汁物やめん料理のレシピも豊富に取り入れています。

材料も調味料も
シンプル。
特別な材料は
使いません。

キッチンに常備してある調味料と、
近所のスーパーで手に入るような材料で
つくれるレシピばかり。お金も手間も
あまりかけずに、手軽につくれる
身近な家庭料理を追求しています。

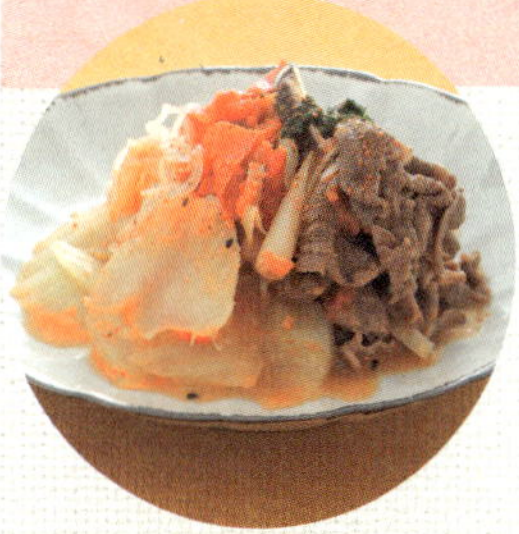

我慢ばかりの食事では、
すぐに挫折してしまいます。
本書を活用して無理なく
おいしくはじめましょう!

デザートもアルコールも
楽しみたい!
そんな思いを
大切にします。

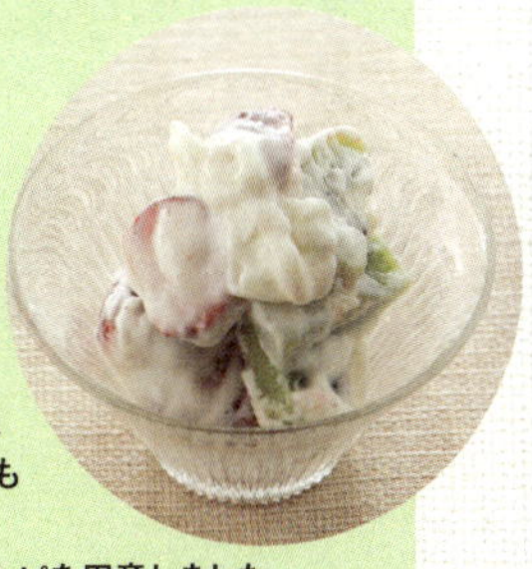

ときには晩酌もデザートも
楽しみたいもの。塩分やエネルギー、
たんぱく質のとりすぎを心配しなくても
いいように、低塩分&低エネルギー、
低たんぱく質のおつまみやおやつレシピを用意しました。
ただし、1日の摂取カロリー内で、調整することをお忘れなく。

contents

すぐに役立つ健康レシピシリーズ❹
NHKきょうの健康

腎臓病の食事術【ポケット版】／もくじ

主菜レシピ

減塩&低たんぱくでバリエーションも豊富 定番料理

ボリューム満点の減たんぱく&減塩レシピ 肉料理

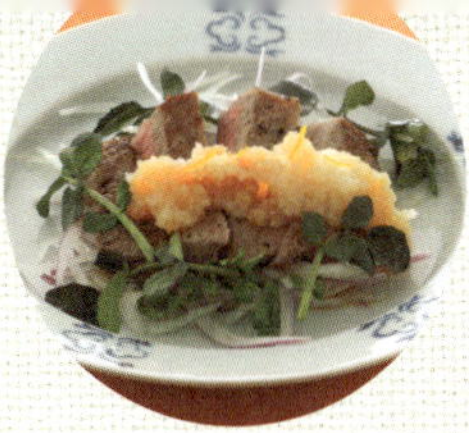

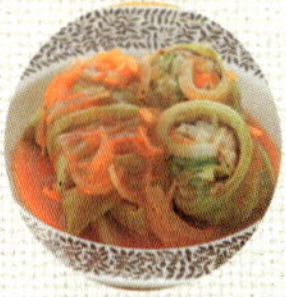

副菜レシピ

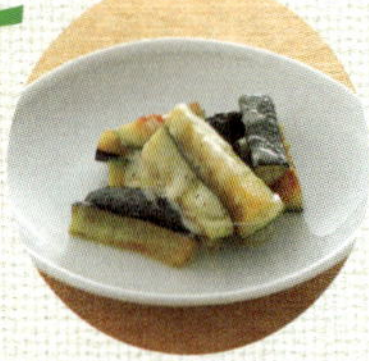

contents

汁物・スープレシピ

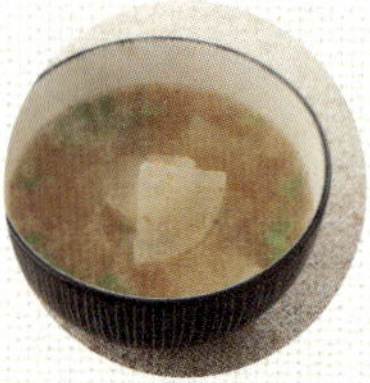

麺&丼ワンプレートレシピ

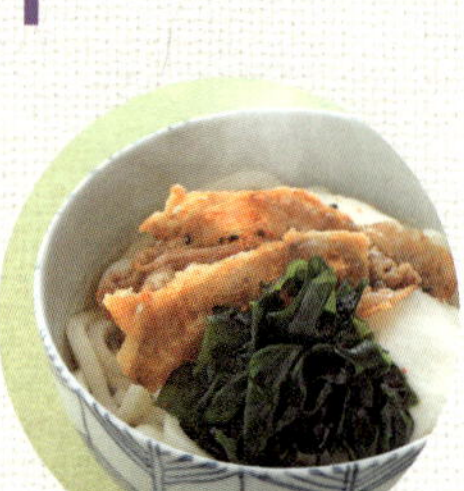

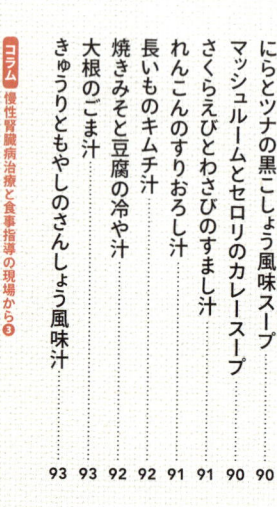

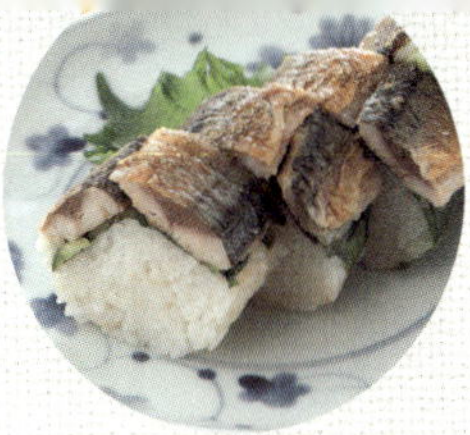

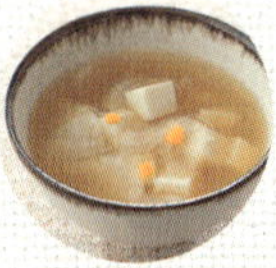

低塩分&デザートレシピ

慢性腎臓病（CKD）の基礎知識

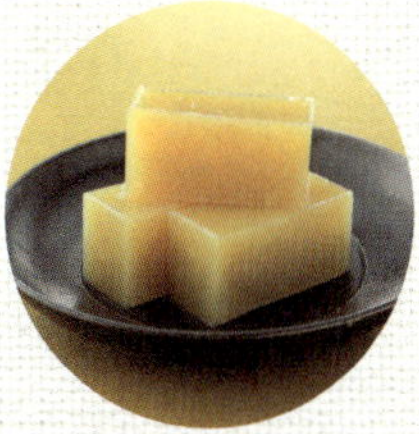

きょうの健康

Eテレ（NHK教育テレビ）
月～木曜日　午後8時30分～8時45分

NHK健康ホームページ
http://www.nhk.or.jp/kenko/

※本書は、NHK「きょうの健康」で放送された内容をもとに、新たに編集部で追加取材を加えて構成したものです。

腎臓の機能を安定させるには減塩＆たんぱく質の過剰な摂取を控える

腎臓の機能がよくないと指摘されたら、早急な治療開始が重要です。特に、食事内容の見直しが病気の進行を抑えるカギ！

腎臓の主な働き

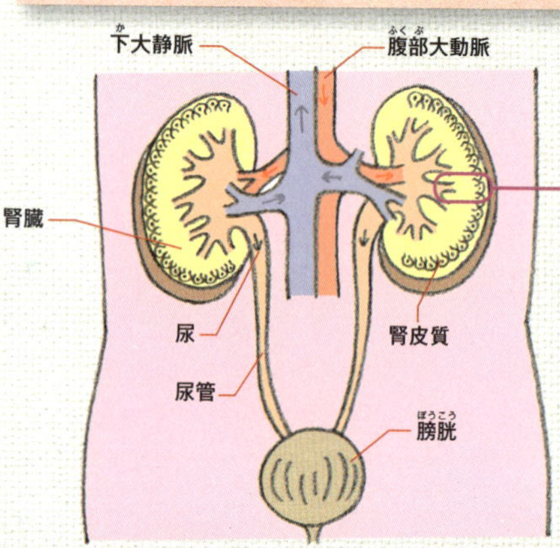

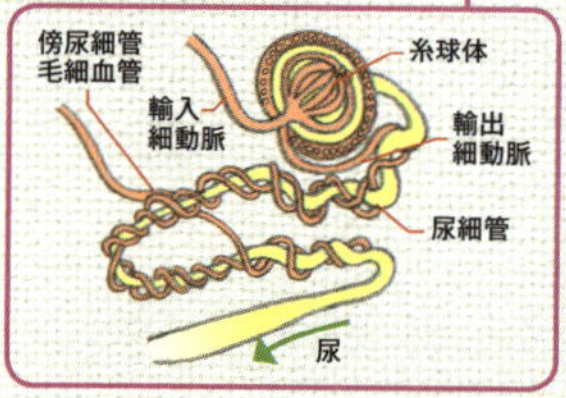

●体内の水分量と電解質などを調節する

体内の水分量や電解質（ナトリウムやカリウム、カルシウム、リンなど）の濃度を一定に保つ。

●ホルモンなどの分泌を調節する

血圧を調整するホルモンを分泌したり、赤血球をつくるのに必要なホルモンを分泌する働きがある。

●尿の元をつくる

濾過された血液から取り除かれた老廃物が尿の元。ここに含まれる電解質やブドウ糖などは再吸収され、不要なものだけが排出される。

慢性腎臓病は腎臓の機能が低下する病気

腎臓はそら豆型で握り拳大の臓器。腰の背中側のやや上あたりの位置に、背骨を挟んで左右に1つずつあります。腎臓は血液を濾過《ろか》し、尿をつくって体内の水分調節をするほか、ホルモン分泌にもかかわっています。腎臓病になると、これらの機能が徐々に低下していきます。現在、日本では成人の約8人に1人、およそ1330万人もの人が慢性腎臓病と推計されています。

慢性腎臓病（CKD＝chronic kidney disease）とは、尿検査で「たんぱく尿が陽性」など腎臓病の可能性を示す診断結果、または腎機能が健康な人の60％未満に低下した状態（糸球体濾過量

慢性腎臓病（CKD）とはこんな病気

尿検査などで腎臓に明らかな障害が認められる

腎臓の機能が健康な人の60%未満に低下している

いずれか、もしくは両方が3か月以上続く状態

慢性腎臓病があるとこんな状態になる

〔血液中の老廃物が増える〕

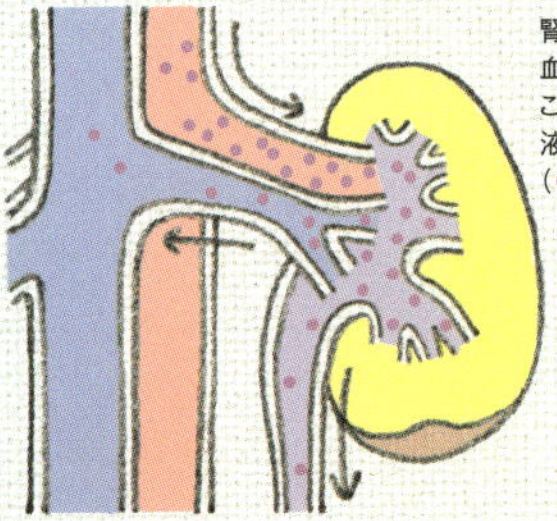

腎臓の機能が低下すると、血液中の老廃物を濾過することができなくなるため、血液中に老廃物が増える。
（●＝老廃物）

〔たんぱく尿が出る〕

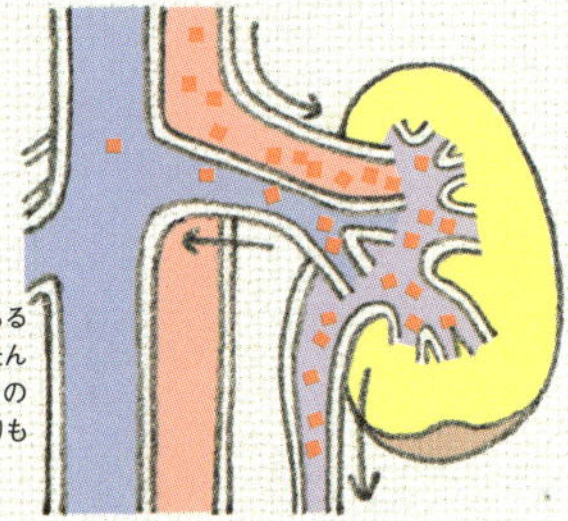

腎臓の機能に異常があると、濾過されないはずのたんぱくが大量に漏れる。そのため、尿中にふだんよりも多い量のたんぱくが出る。
（■＝たんぱく）

が60㎖／min／1・73㎡未満）が3か月以上続いた場合をいいます。

最近では、慢性腎臓病は、狭心症や動脈硬化など心臓血管の病気の大きな危険因子だといわれています。

「腎臓病」の中には、子どもや若い人に比較的多くみられるものもありますが、最近では「生活習慣病」の増加に伴い、とくに中高年に慢性腎臓病が急増しています。

腎臓の機能が低下すると老廃物が排出されない

腎機能が低下すると、さまざまな弊害が現れます。たんぱく質が尿中に漏れ出たり、老廃物の排出がうまくできなくなります。

この状態が続くと、やがて老廃物の蓄積によって「尿毒症」や「心不全」など、命にかかわる合併症を招く危険があります。

さらに悪化して「腎不全」に至ると腎臓の機能が失われ、「人工透析」が必要になることもあります。

慢性腎臓病の分類

原疾患		たんぱく尿区分		A1	A2	A3
糖尿病		尿アルブミン定量（mg/日）		正常	微量アルブミン尿	顕性アルブミン尿
		尿アルブミン/Cr比（mg/gCr）		30未満	30～299	300以上
高血圧 腎炎 多発性嚢胞腎 など		尿たんぱく定量（g/日）		正常	軽度たんぱく尿	高度たんぱく尿
		尿たんぱく/Cr比（g/gCr）		0.15未満	0.15～0.49	0.50以上
GFR区分 （mL/分/1.73㎡）	G1	正常または高値	≧90			
	G2	正常または軽度低下	60～89			
	G3a	軽度～中等度低下	45～59			
	G3b	中等度～高度低下	30～44			
	G4	高度低下	15～29			
	G5	末期腎不全	<15			

重症度は、原疾患、GFR区分、たんぱく尿区分を合わせたステージにより評価する。CKDの重症度(死亡、末期腎不全、心血管死亡発症のリスク)は、緑　のステージを基準に、黄色　、オレンジ　、赤　の順にステージがあがるほどリスクも上昇する。

（KDIGO CKD guideline 2012を日本人用に改変/日本腎臓学会編『CKD診療ガイド2012』より）

腎臓病の治療は3本立てで

薬物療法
（P126）
病気の進行具合によって、さまざまな薬が用いられる。

＋

生活療法
（P124,125）
病気の進行を防ぐために、これまでの生活習慣を改善する。

＋

食事療法
（P14 ～）
腎臓の負担を軽くするために、塩分やたんぱく質などを減らす。

ある程度進んだ状態で発見されることが多い

慢性腎臓病かどうかを調べるには、「尿検査（尿たんぱく検査）」と「血清クレアチニン検査」の2つが行われます。腎臓に異常があると、早期でも尿中にたんぱくが漏れ出てくるため、病気の発見に尿検査はとても有効です。

さらに、重要なのが血清クレアチニンです。クレアチニンは体内の老廃物の1つで通常は腎臓から排泄されますが、腎機能が低下すると、この排泄が障害され、血液中に増加します。血清クレアチニン値をもとに算出した「GFR（糸球体《しきゅうたい》濾過量）」によって、慢性腎臓病のステージも分類されています（上表参照）。

慢性腎臓病は早期には自覚症状がほとんどなく、検査によって発見されたときにはGFR区分がG3a以上というケースが多くみられます。これ以上進ませないためには、治療をすぐに開始すること。薬物療法や生活療法とと

食事療法のポイント

塩分制限
1日あたり
3g以上6g未満

たんぱく質摂取制限
1日あたり標準体重1kgにつき、
0.6 ~0.8g
（標準体重の算出方法は22ページ参照）

肥満の解消
適正エネルギーの摂取
（22ページ参照）

アルコール摂取
適量（124ページ参照）

たんぱく質摂取を制限する理由

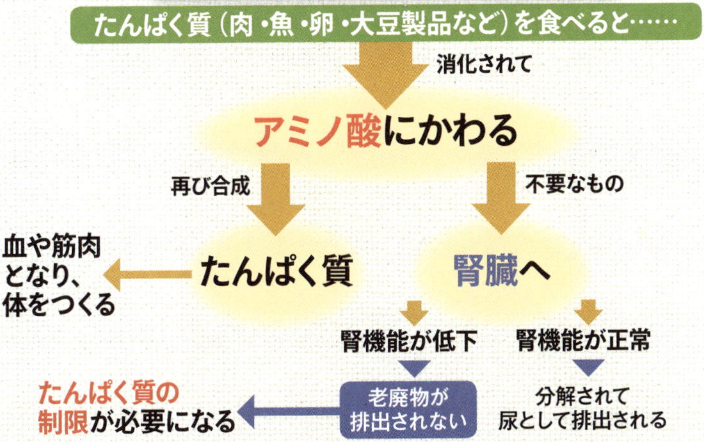

もに、食事療法がカギを握っています。

塩分とたんぱく質の量を制限する

食事療法の基本は腎臓の負担を減らし、高血圧、糖尿病、脂質異常症など合併症のリスクを減らすこと。標準体重に応じた適正エネルギー量を守り、塩分やたんぱく質の制限を行います。正確な食事療法のためには、24時間蓄尿検査をします。現在とっている塩分、たんぱく質量が計算できるので、食事指導のために有用な指標となります。

腎臓病の人は高血圧になりやすく、高血圧が進むと腎臓病も悪化します。この悪循環を防ぐ目的から、塩分制限が必要です。また、たんぱく質は、体内で利用される際に老廃物が発生します。この老廃物の処理において腎臓の負担を軽減するために、たんぱく質の摂取量も抑える必要があります。

なお、検査データで高カリウム血症がある場合には、さらにカリウムの制限が加わります。

1日の食事メニューからみる 具体的な改善ポイント

「減塩」「たんぱく質制限」といわれても、どうすればどのくらい減るものかわかりづらいもの。ここで紹介する食事例を献立づくりの参考にしてください。

朝食編　卵料理と汁物で たんぱく質と塩分の調節をする

Before　これまでの朝食例

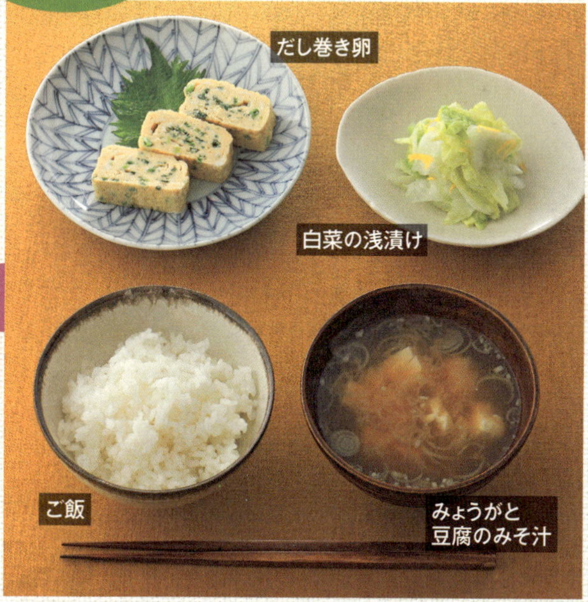
だし巻き卵
白菜の浅漬け
ご飯
みょうがと
豆腐のみそ汁

上の写真のような和食の典型的メニューで1人前
約430kcal、塩分約4.6g、たんぱく質約17.7g。

アドバイス

朝食時には、卵焼きやスクランブルエッグ、焼き魚やハム、ベーコンなどを食べることが多いですね。これらはたんぱく質が豊富な食材。それらの量をこれまでの½～⅔量にすることで、たんぱく質の摂取量を減らせます。その分、他の具材を増やして、エネルギーをできるだけキープします。

みそ汁や漬け物は、塩分が多い料理の代表格。みそ汁はお吸い物に変更し、漬け物は控えるだけで塩分はぐっと減らせます。

塩分
down!

漬け物は、やめる

漬け物は、少量食べるだけでも塩分過多につながります。思いきってやめ、だしをきかせた1品にかえて。

After これからの朝食例

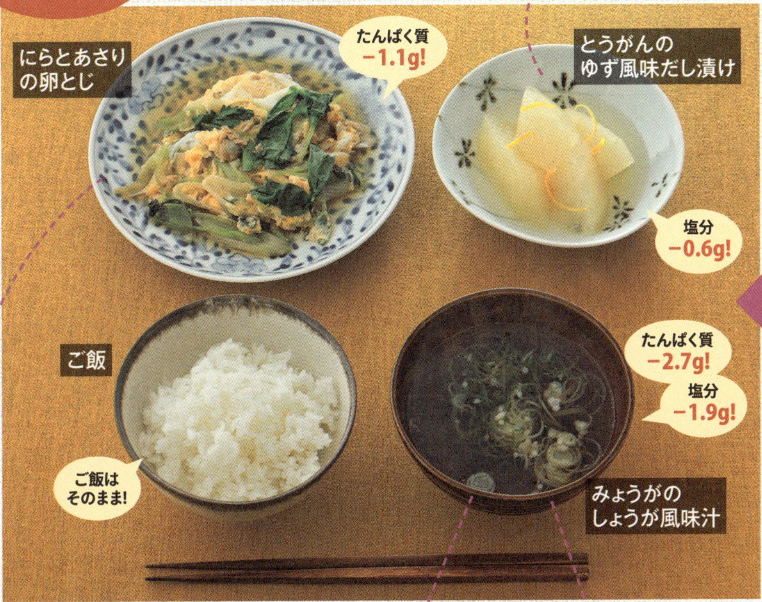

にらとあさりの卵とじ
たんぱく質 −1.1g!
とうがんのゆず風味だし漬け
塩分 −0.6g!
ご飯
ご飯はそのまま!
たんぱく質 −2.7g!
塩分 −1.9g!
みょうがのしょうが風味汁

上の写真のようなメニューで1人前約420kcal、塩分約1.9g、たんぱく質約13.6g。

たんぱく質
down!

たんぱく質の少ない具にかえる

豆腐や油揚げ、肉類など、たんぱく質が多い食材をできるだけ使わないようにしましょう。

たんぱく質
down!

エネルギー
up!

卵の量は減らす。その分具だくさんに!

卵の量を1/3にします。ねぎやみつば、比較的たんぱく質の少ないあさりなどを入れて、ボリュームを出しましょう。

塩分
down!

みそ汁をお吸い物にかえる

みそ汁は汁まで全部のむと、2～4g近い塩分をとってしまうことに。どうしてもみそ汁がのみたい場合は、みそを減塩タイプにかえましょう。塩分量が半分になります。さらに薄味のお吸い物にかえれば、減塩効果が期待できます。

昼食編 ワンプレートメニューでも食材や調理法をかえるだけ!

Before これまでの昼食例

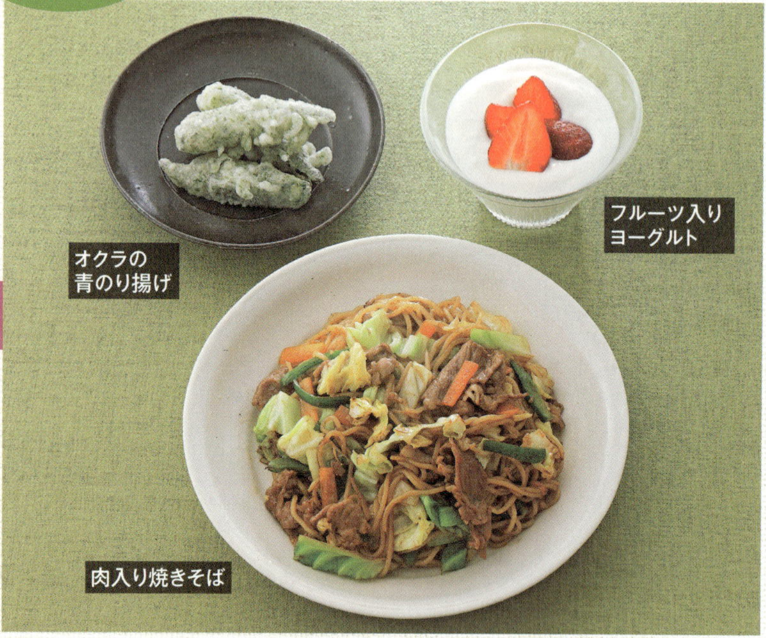
オクラの
青のり揚げ
フルーツ入り
ヨーグルト
肉入り焼きそば

上の写真のようなめん類中心のメニューで1人前
約710kcal、塩分約2.7g、たんぱく質約23.5g。

アドバイス

昼食は、外食のことが多いですね。定食がおすすめですが、かつ丼、そばやうどん、パスタ、ラーメンなど、丼やワンプレートになることがよくあります。そんなときは、たんぱく質が多く含まれる肉や魚などを少し残すようにします。

また汁やスープがついている場合でも、塩分が多いので、できるだけのまないようにします。

たんぱく質
down!

ヨーグルトはできるだけ避ける

ヨーグルトをはじめ、乳製品にはたんぱく質が豊富。乳製品を避けるだけで、たんぱく質摂取量が減ります。デザートはフルーツだけにするのがよいでしょう。

After これからの昼食例

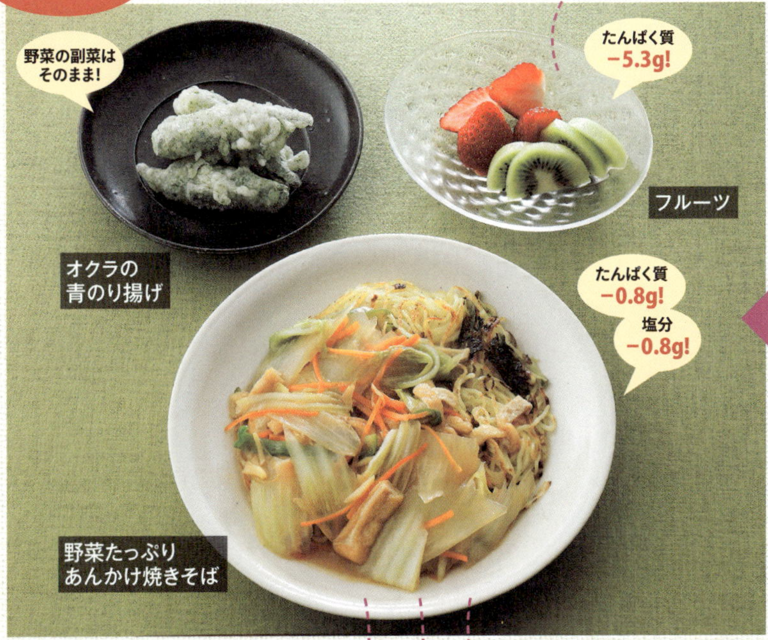

野菜の副菜はそのまま!
たんぱく質 −5.3g!
フルーツ
オクラの青のり揚げ
たんぱく質 −0.8g!
塩分 −0.8g!
野菜たっぷりあんかけ焼きそば

上の写真のようなメニューで1人前約530kcal、塩分約1.8g、たんぱく質約13.2g。

たんぱく質
down!

肉・魚・大豆製品の量は少し減らす

たんぱく質の量を減らすには、肉や魚、大豆製品の量を減らすこと。⅓から½量程度残すようにします。この場合は、肉よりたんぱく質の量が少ない厚揚げを使い、しかも量を減らすことで、よりたんぱく質を減らしています。

エネルギー
up!

油はしっかり使う

エネルギー不足を防ぐためには、油脂類を積極的に使うことも大事。この場合もめんを揚げ焼きにすることで、エネルギーアップにつながります。

塩分
down!

焼きそばは、「あんかけ」に

ソース焼きそばのように全体に味をつけると、どうしても塩分が濃くなってしまいがち。あんかけにすれば、めんに味がなくても十分おいしくいただけます。

夕食編

食材は同じままで
調理法や食材の量をかえるだけ!

Before これまでの夕食例

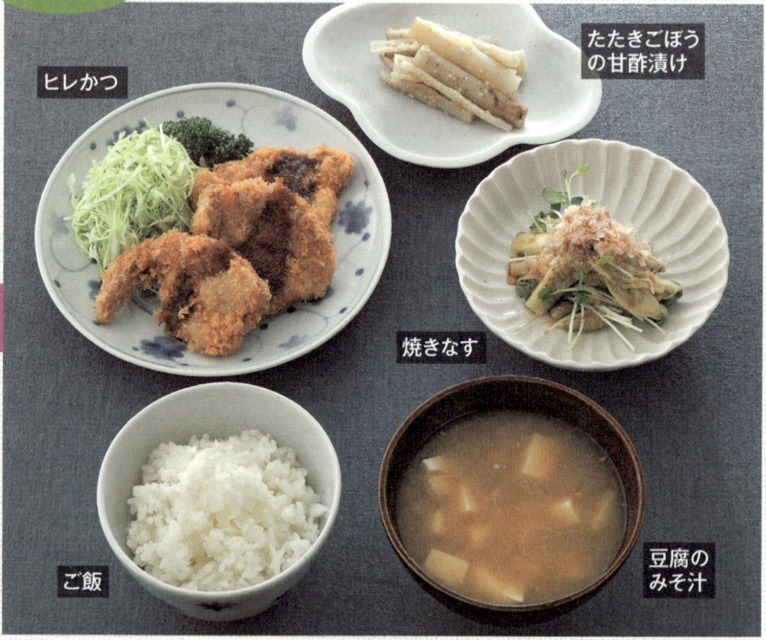
ヒレかつ
たたきごぼうの甘酢漬け
焼きなす
ご飯
豆腐のみそ汁

上の写真のような肉料理中心のメニューで1人前約650kcal、塩分約4.6g、たんぱく質約34.1g。

アドバイス

夕食は、肉や魚を使った料理がメインとなって、副菜が1～2品、ご飯と汁物という定食が一般的です。メインとなる肉や魚は、たんぱく質が多く含まれます。これらの量を減らします。その分、油脂類を使ってエネルギーをアップします。

朝食や昼食でみそ汁をのんでいたら、夕食では外します。漬け物もやめるようにします。

エネルギー
up!

油であえる

たんぱく質を減らすと、エネルギーまで減ってしまいます。この場合、油であえることでエネルギーアップをはかります。

After これからの夕食例

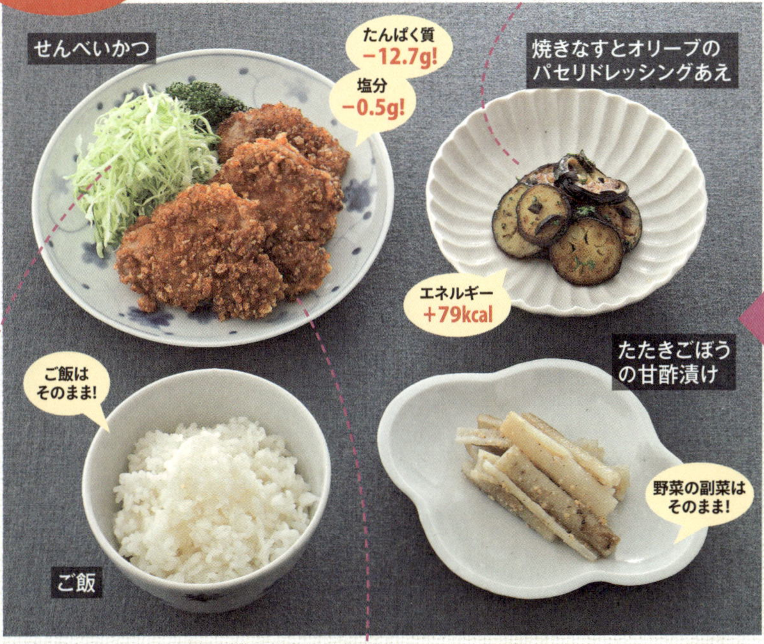

上の写真のようなメニューで1人前約560kcal、
塩分約1.1g、たんぱく質約13.7g。

塩分
down!

ソースやドレッシングはなるべく控える

しょうゆより塩分が少ないソースやドレッシングですが、たっぷりかけていては、塩分摂取量が増えるだけ。野菜にはレモンやゆずなどのかんきつ類もおすすめ。食材のうまみがそのまま味わえます。

たんぱく質
down!

肉や魚の量を減らす

肉や魚の量を半分に減らすことで、たんぱく質量を抑えています。この場合、衣にせんべいを使っているので、肉の量が少なくてもボリュームのあるかつに仕上がります。

塩分
−2.4g!

塩分
down!

みそ汁は控える! 漬け物は量を減らす!

汁物は1日1回のみと決めましょう。漬け物も食べなければ、過剰な塩分をとらずに済みます。これらを食べないだけで塩分量はずいぶん少なくなります。

本書がおすすめする誰でもできる7つの食事のコツ

腎臓病改善に向けた食生活の見直しでは、塩分1日6g生活に慣れ、たんぱく質の量を調整するというのが大切なポイントになります。それにはちょっとしたコツさえ覚えておけば大丈夫です。

食事のコツ 1
塩分はうまみ・酸味で置き換える

慢性腎臓病がある人は高血圧を併発していることが多いため、適正な塩分摂取量は1日6g未満。本書の料理は、だしやかんきつ類、香味野菜、スパイスなどを用いた、ラクでおいしい減塩食です。

食事のコツ 2
調味料は「かける」より「つける」

あらかじめしょうゆや塩をかけまわすのは塩分をとりすぎるもと。舌は、食品の表面についている味に反応します。小皿にたれやしょうゆを入れ、食べるときにつければ、少量でも塩味がはっきりと感じられ、塩分が抑えられます。

食事のコツ 3
みそ汁は1日1杯と決める

減塩のみそを使い、1日1杯と決めましょう。スープなども、できるだけ減塩を心がけます。そのほかの食事のときは、お茶にきりかえます。

食事のコツ 4

漬け物は、なるべく控える

漬け物は、野菜とはいえ塩分を多く含みます。できるだけ食べるのを控えるようにします。食べるなら、量をこれまでの半分以下にするだけで、ずいぶんと減塩になります。

食事のコツ 5

外食は「丼」より「定食」を。白いご飯のものから選ぶ

丼物は、高塩分でたんぱく質過多になってしまいがち。混ぜご飯や炊き込みご飯ではなく、白いご飯＋主菜＋副菜という定食なら、塩分やたんぱく質の調整が自分でできます。

食事のコツ 6

肉や魚は、できるだけこぶりのものを選ぶ

たんぱく質の多い肉や魚。とはいえ、何gと決めて買うのもむずかしいもの。だから、〝いつもよりこぶりのもの〟を選びましょう。大きいものをあえて残すより、一切れ全部食べられるほうが、気持ち的にも満足です。

食事のコツ 7

たんぱく質制限がある場合は、調理の工夫で十分なエネルギーを確保する

たんぱく質を制限すると、エネルギーも減ってしまいがち。油でいためる、揚げるなどのひと工夫でエネルギーをアップします。

本書の使い方

適正エネルギーを算出して料理を選ぶだけ！

本書のメニュー選びは簡単！　まずあなたにとって適正な1食分のエネルギー量を算出して、次に食べたい料理を選ぶだけです。

step 1

あなたの「標準体重」「適正エネルギー」を出す

◆ 標準体重

身長［　　］m×［　　］m×22

＝［　　］kg

＊「22」という数字は、統計的にもっとも病気になりにくいといわれているBMIの数値。

×

◆ 身体活動量＊

	男性		女性	
	身体活動レベル			
	Ⅰ	Ⅱ	Ⅰ	Ⅱ
70歳以上	28	32	27	31
50〜69歳	32	37	31	36
30〜49歳	33	39	32	38
18〜29歳	36	42	35	41

（「慢性腎臓病に対する食事療法基準2007年版」より作成）

＝

◆ 適正エネルギー

［　　］kcal

例 身長175cm、55歳、身体活動レベルⅠの男性

1.75×1.75×22＝67kg　標準体重

67kg×32＝2144kcal　適正エネルギー

＊体を動かす程度によって決まるエネルギー必要量のこと。Ⅰ＝生活の大部分が座っていて静かな活動が中心の場合。Ⅱ＝座っているのが中心だが、立って仕事をしたり、買い物や軽いスポーツをよくする場合。

必要なエネルギー量には個人差がある

腎臓の機能を正常に保つためには、塩分量を低く抑えるとともに、適正エネルギーを維持することが大切です。

1日に必要なエネルギー量は人によって異なり、標準体重と身体活動量の掛け合わせで決まります。

標準体重は、BMI（ボディ・マス・インデックス）という体格指数をもとに割り出します。身長（m）の2乗に22を掛けると、標準体重がわかります。

身体活動量は、1日にどのくらいのエネルギーを消費しているかの目安。自分の活動量に合わせて選択します。

step 2

適正エネルギーを3食に振り分ける

◆ 適正エネルギーの振り分け方の目安

1日の適正エネルギー	朝食（kcal）	昼食（kcal）	夕食（kcal）	うち1食分のご飯の目安量（kcal）
～1600kcal	500	550	550	200
1700kcal	550	550	600	200
1800kcal	600	600	600	300
1900kcal	600	650	650	300
2000kcal	650	650	700	300
2100kcal～	700	700	700	300

＊右ページで算出した適正エネルギーの下2ケタは、切り捨てで考えます。
＊1食分のご飯の目安量は一例。ご飯の量が増えると、主菜や副菜の量が減ります。

1日のエネルギー量を3食均等に振り分ける

右ページで自分の適正エネルギー量を算出したら、下２ケタを切り捨てにします（例：１８７４kcal→１８００kcal）。次に、１日分の適正エネルギーを、１食ごとに振り分けましょう。振り分けの目安は上表のとおりですが、できるだけ３食を均等に振り分けるのが基本です。

適正エネルギー量が１５００kcal以下や２２００kcal以上の場合も、３食をほぼ均等に振り分けます。

１日の塩分摂取量、たんぱく質摂取量も、考え方は同じです。塩分なら１日６g未満の目標値を守るために、１食あたり２gを目安に振り分けます。たんぱく質なら、医師から指定された摂取量を３等分して振り分けます。

本書にはレシピごとのエネルギー量、塩分量、たんぱく質量が記載されています。それらを参考に主食、主菜と副菜、汁物を組み合わせてください。

step 3

料理を順番に選ぶだけ!

基本

1 主菜(P32 ～71)から1品選ぶ

定番、肉、魚、卵と豆料理から1品選びます。
自分が食べたいものを選んでOK。

2 副菜(P74 ～87)から1品選ぶ

主菜に合うような副菜を選びます。
なるべく毎日、選ぶページをかえて、
まんべんなく食べるようにします。

お昼のおすすめ

または ワンプレート(P96 ～103)から1品選ぶ

3 汁物(P90 ～93)から1品選ぶ

主菜に合うような汁物、スープを選びます。

こんなときのもう1品!

- 1食分のエネルギー量に余裕がある
- おつまみやデザートを楽しみたい

4 プラスもう1品(P106 ～109)、デザート(P110 ～113)から1品選ぶ

1日の摂取エネルギー量、塩分、
たんぱく質量を超えなければ、
好きなものを選べます。

例

適正エネルギーが1600kcalの人の場合

おかずにまわせるエネルギー量

夕食分550kcal－主食分200kcal＝350kcal

1 主菜のレシピから「肉じゃが」を選ぶ
350kcal－203kcal＝147kcal

2 副菜のレシピから「焼きなすとオリーブのパセリドレッシングあえ」を選ぶ
147kcal－89kcal＝58kcal

3 汁物のレシピから「大根のごま汁」を選ぶ
58kcal－58kcal＝0kcal

塩分は合計2gまで、
たんぱく質は
決められた量までに!

適正エネルギーが2100kcalの人の場合

おかずにまわせるエネルギー量

夕食分700kcal－主食分300kcal＝400kcal

1 主菜のレシピから「かじきまぐろのステーキ」を選ぶ
400kcal－183kcal＝217kcal

2 副菜のレシピから「オクラの青のり揚げ」を選ぶ
217kcal－108kcal＝109kcal

3 汁物のレシピから「マッシュルームとセロリのカレースープ」を選ぶ
109kcal－28kcal＝81kcal

4 プラスもう1品レシピから「たたきごぼうの甘酢漬け」を選ぶ
81kcal－51kcal＝30kcal

塩分は合計2gまで、
たんぱく質は
決められた量までに!

適正カロリー別1食分のご飯の目安量

～1700kcal

ご飯1食分

200kcal
たんぱく質 3g
塩分 0g

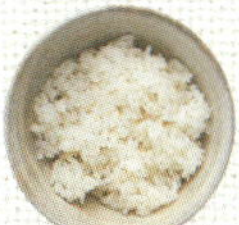

小さい茶碗1杯（120g）

たんぱく質が3gの場合の主食の目安量

食パン
83kcal
8枚切り⅔枚（32g）
塩分 0.4g

ゆでうどん
126kcal
½玉（120g）
塩分 0.2g

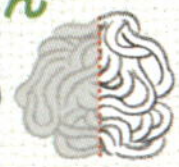

ゆでそば
79kcal
⅓玉（60g）
塩分 0g

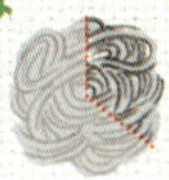

中華麺（蒸し）
112kcal
⅓玉（57g）
塩分 0.2g

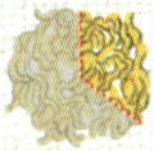

1800kcal～

ご飯1食分

300kcal
たんぱく質 4.5g
塩分 0g

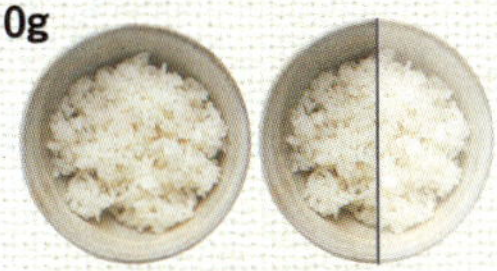

小さい茶碗1と½杯（180g）

たんぱく質が4.5gの場合の主食の目安量

食パン
118kcal
8枚切り1枚（45g）
塩分 0.6g

ゆでうどん
181kcal
¾玉（180g）
塩分 0.5g

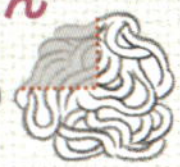

ゆでそば
119kcal
½玉（90g）
塩分 0g

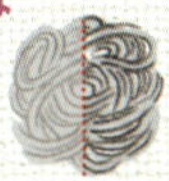

中華麺（蒸し）
168kcal
½玉（85g）
塩分 0.3g

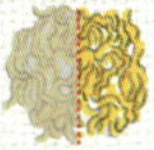

カロリーとともにたんぱく質量も考慮する

1食分の適正エネルギーには、ご飯やパンなどの主食分も含まれています。本書では、主食の基本をご飯として、そのエネルギー量の目安を出しています。ご飯に含まれるたんぱく質をひとつの目安として、同じ量含まれる他の主食だとどのくらいの量が食べられるのか上図に示しました。

なお、ご飯やゆでそばの場合、塩分はゼロですが、食パンだと8枚切り1枚でも0.6g程度、ゆでうどんや中華麺でも、同じくらいの塩分を含みます。

COLUMN

低たんぱくご飯を利用するのもよい

「たんぱく質調整食品」（低たんぱくご飯）というものがあります。エネルギー量は、ふつうの主食と同じですが、主食のたんぱく質量やカリウム量を少なくしたもので、ご飯やパン類、めん類などがあります。

店頭ではあまり見かけませんが、インターネットや通信販売で購入することができます。利用するときは医師・管理栄養士に相談を。

減塩はふだん食べているものの塩分量を知ることから始まる！

毎日使っている調味料やふだん食べている食品にどのくらいの量の塩分が入っているか知っていますか？　塩分量を覚えておくだけで、減塩しやすくなります。

知っておきたい調味料別塩分量

塩

小さじ1	5g
ひとつまみ（1.5g）	1.5g
軽くひとふり（0.5g）	0.5g

しょうゆ

小さじ1	1g
さっとひとかけ	約0.5g
減塩タイプ小さじ2	1g

みそ

小さじ1	0.8g
大さじ1	2.2g

ソース

ウスターソース	
小さじ1	0.5g
大さじ1	1.5g
中濃ソース	
小さじ1	0.3g
大さじ1	1.0g

ケチャップ

大さじ1	0.5g

マヨネーズ

大さじ軽く山盛り1	0.3g
大さじ1	0.2g
チューブから軽くしぼる（5㎝）	0.2g

ドレッシング

大さじ1	0.5～1g

*ノンオイルドレッシングは、オイル入りより塩分はやや高め

日立総合病院患者さん用配布資料より

減塩の第一歩、しょうゆやみそは減塩のものを使う

上図をみてもわかるとおり、しょうゆやみそなどの和風調味料は塩分が多めです。一方、トマトケチャップやソースなどの洋風調味料は、塩分量が少なめです。

最近では、減塩タイプの調味料がスーパーマーケットなどで手軽に手に入るようになりました。しょうゆやみそなど、塩分が高めの調味料で比較的よく使うものは、減塩タイプのものを使うとよいでしょう。本書のレシピでも、しょうゆとみそは減塩タイプを使用しています。ただし、減塩タイプの塩はナトリウムの含有量が多いので、腎臓病の方にはおすすめしません。

ふだん食べているものの塩分量を知る

食品の塩分量を厳密に把握することはむずかしいですが、
食品のパッケージにある栄養成分の早見表などで、だいたいの量を計算できます。

◆ 栄養成分表示の例

標準栄養成分表	1食(120g)当たり
エネルギー：	518 kcal
たん白質：	10.2 g
脂質：	21.8 g
炭水化物：	70.2 g
ナトリウム：	1.8 g
ビタミンB1：	0.23mg
ビタミンB2：	0.80mg
カルシウム：	46 mg

ナトリウム量から計算する

「食塩量」と表示がある場合は、計算は不要。
〈左記の計算例〉
1.8g×2.54＝4.57g

ナトリウム(g) × 2.54 ＝ 塩分相当量(g)

●塩分がほとんど含まれていないもの

ご飯／フルーツ類／豆腐／卵
加工していない肉・魚／牛乳／野菜

●塩分が0.5〜1g程度含まれているもの

バターロール中1個(40g)／ベーコン薄切り2枚(40g)／たらこ⅓腹(20g)
しらす干し大さじ1(10g)

●塩分が1〜1.5g程度含まれているもの

めざし大2尾(40g)／はんぺん大1枚(80g)／かまぼこ2切れ(40g)／フランクフルト中1本(60g)

塩分を減らすためにに工夫したいこと

加工食品はできるだけ避ける

加工食品や干物には、塩分が多く含まれているので、できるだけやめてみる。

例）焼きちくわ（約½本40g）0.8g／あじ干物（中1枚60g）1.0g／ウインナーソーセージ（2本40g）0.7g

調味料はきちっと計量して使う

減塩料理は、目分量ではなく計量スプーンを使い、きちっと計ることが大切。塩分計算がラクになり、食事改善のストレスも少なくなる。

レモンや酢、香辛料を使う

こしょうなどの香辛料、レモンやゆずなど酸味のあるかんきつ類、酢を使えば、塩分を足さなくても、しっかりした味で食べることができる。

調理法を工夫する

煮物は煮汁の塩分を吸収するので、塩分量が多くなる。煮物→焼き物→蒸し物→揚げ物・いため物→生物（さしみなど）の順に塩分含有量が少なくなることを覚えておこう。

1日に食べられるたんぱく質の量を覚えておく

ふだん食べているものにどのくらいのたんぱく質が含まれているかを知っておくと、調理の際にも工夫しやすくなります。

病気の状態に合わせてたんぱく質の量を減らす

たんぱく質は、筋肉や内臓、血液、血管、免疫物質、神経伝達物質などをつくる栄養素で、大切なエネルギー源のひとつでもあります。しかし、たんぱく質が体内で消化・吸収されるときに、血液中に老廃物が発生します。腎臓でそれを濾過するため、たんぱく質を多くとることは腎臓に大きな負担となってしまいます。

そこで、腎臓病のある人はたんぱく質の摂取量を制限します。どれくらいの制限になるかは、患者さん個人の病状や合併症の有無によって異なるので、医師の指示を守ってください。

ふだん自分が食べているものにたん

1日に食べられるたんぱく質量を出す

◆ **適正体重**（P22参照）

［　　　］kg × 0.6～0.8g/kg ＝ ［　　　］g

（0.6～0.8g/kg：医師から指示された数値で計算する）

（［　　　］g：これを3食で分ける）

例 適正体重が60kg、たんぱく質摂取量が0.8g/kgの場合

60×0.8＝48g　これを3食で分ける

たんぱく質摂取量を減らすポイント

たんぱく質は肉や魚、大豆製品・卵に多く含まれている

↓

たとえば、これまで食べていた量の2/3量にするだけで、たんぱく質摂取量が抑えられる

例
- 魚の切り身1枚 → ⅔枚に
- 納豆1パック → ½～⅔パックに
- 薄切り肉3枚 → 2枚に

おもな肉・魚・大豆製品のたんぱく質とエネルギー量

（　）内は1回目安量

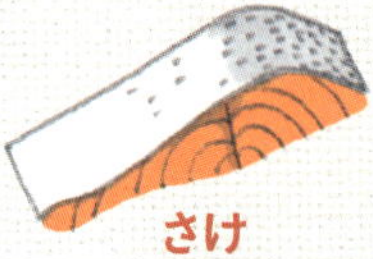

さけ
（1切れ60g）
13.4g／79.8kcal

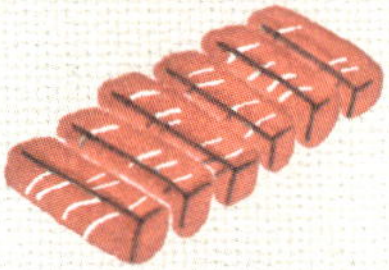

まぐろ（とろ）
（さしみ6切れ60g）
12.1g／206kcal
ちなみに赤身（4切れ40g）は
10.5g／50kcal

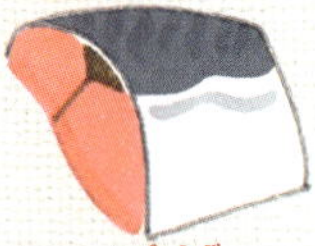

さば
（1切れ60g）
12.4g／121kcal

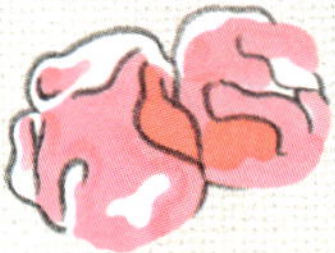

鶏もも皮つき
（1枚60g）
9.7g／120kcal

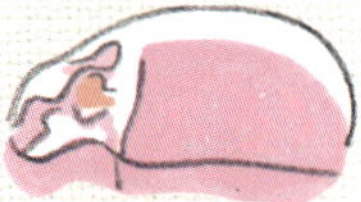

豚もも肉
（厚切り1枚60g）
12.3g／110kcal

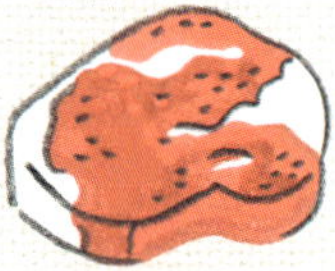

牛肩ロース
（厚切り1枚80g）
11.0g／328.8kcal

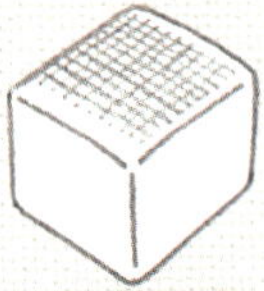

木綿豆腐
（1/4丁90g）
5.9g／64.8kcal
ちなみに絹ごし豆腐（同量）は
4.4g／50.4kcal

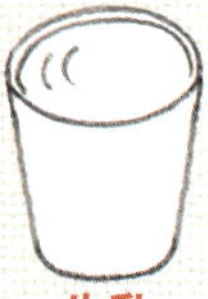

牛乳
（1カップ180g）
6.0g／120kcal

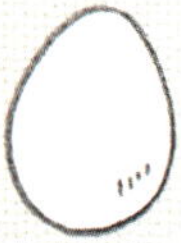

鶏卵
（Mサイズ1個50g）
6.2g／75.5kcal

『五訂増補　日本食品漂準成分表』より算出

ぱく質がどのくらい含まれているかを知っておくと、調理の際に手軽にたんぱく質の量を減らすことができます（上図参照）。

不足するエネルギー量は脂質で補う

たんぱく質を制限すると、エネルギー源不足に陥りやすくなります。食材によって、もっているエネルギー量はちがいますから、足りなくなるエネルギー量もかわってきます（上図参照）。

　そこで、エネルギー不足にならないように、別の栄養素で不足分を補う必要があります。そのために活用したいのが脂質です。少量でもエネルギー量が高いので、調整が効きやすいからです。

　調理に使うほか、ドレッシングやソースにオイルを使えば無理なく摂取できます。

　そのほか、春雨やくずきり、かたくり粉などのでんぷん製品や、炭水化物などの低たんぱくの食品を利用してもよいでしょう。

レシピの見方と活用術

気になるエネルギーや塩分、たんぱく質を表示

それぞれの料理の1人分のエネルギーと塩分、たんぱく質量を、1600～1800kcalと1900～2100kcalに分けて表示しています。塩分には、塩そのものだけでなく、調味料や食材に含まれる塩分量も入っています。

適正カロリー別に分量を表示

適正エネルギーが1600～1800kcalの人向け（1500kcal以下の人も含む）、1900～2100kcalの人向け（2200kcal以上の人も含む）に分け、該当する分量でつくれるようになっています。材料の分量は基本的に2人分なので、1人分をつくるときは、半量にしてください。

役立つ栄養情報や調理のコツが満載!

一般的なつくり方とどのようにちがうのかなどを紹介。塩分やたんぱく質カットのポイントやレシピのアレンジ方法、食材の栄養情報なども満載です。

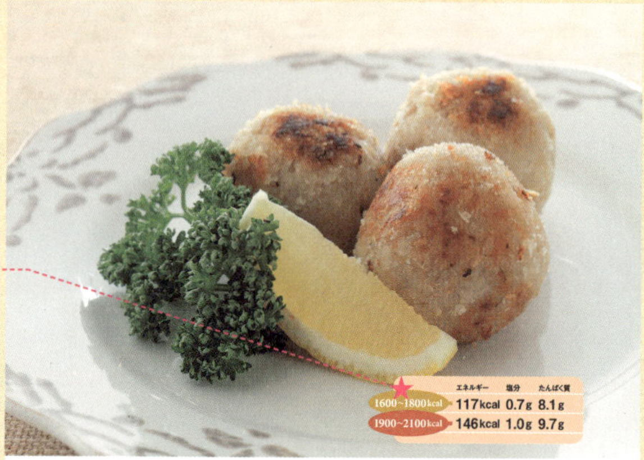

	エネルギー	塩分	たんぱく質
1600~1800kcal	117kcal	0.7g	8.1g
1900~2100kcal	146kcal	1.0g	9.7g

まぐろとれんこんのコロッケ

材料 ● 2人分	1600~1800kcal	1900~2100kcal
まぐろ（赤身）	50g	60g
れんこん	⅓個（70g）	⅓個（70g）
たまねぎ	⅛個（25g）	⅕個（40g）
紅しょうが	20g	20g
しょうゆ（減塩）	小さじ2	小さじ2 ⅓
小麦粉	小さじ1	小さじ1
パン粉	少々	少々
サラダ油	小さじ2	大さじ1
パセリ	適宜	適宜
レモン（くし形切り）	⅙個（15g）	⅙個（15g）

お役立ち食材メモ

れんこんは、1本全部をおろさず、半量を刻むことで、ボリュームが出ます。今回のように2人分で1本使ってもたんぱく質量は多くないので、たっぷり使えます。ただし、1本（200g）につき880mgのカリウムが含まれています。カリウム制限がある場合は、使う量を少しだけ減らしましょう。

つくり方

1 まぐろは、包丁で細かくたたく。れんこんは、半分はみじん切りにし、半分はすりおろす。たまねぎと紅しょうがもみじん切りにする。

2 ボウルに❶としょうゆ、小麦粉を入れて混ぜ、6等分に分ける。丸く形を整え、ラップに包む。電子レンジに3分間かけ、ラップをはずして表面にパン粉をまぶす。

3 フライパンにサラダ油を熱し、❷を入れて転がしながら焼き色をつける。器に盛り、パセリとレモンを添える。

62

本書の材料、つくり方の表示について

- 塩少々はほとんどが0.4g（小さじ$\frac{1}{15}$）で、ほんの数粒程度と考えてください。
- 電子レンジでの調理時間は600Wのものです。700Wの場合は0.8倍、500Wの場合は1.2倍にしてください。
- オーブントースターでの調理時間は600Wのものです。1000Wの場合は約0.6倍、1300Wの場合は、約0.5倍にしてください。
- 調理の際は、必ず計量しましょう。カップ1=200mℓ、小さじ1=5mℓ、大さじ1=15mℓを表します（1mℓ=1cc）。
- つくり方では、野菜や魚などの下処理は省略しています。
- 各レシピの塩分、たんぱく質量、エネルギー量は、『五訂増補　日本食品標準成分表』をもとに算出しています。

肉料理、魚料理から卵・大豆料理まで。
定番家庭料理が勢ぞろい！

主菜レシピ

肉じゃが、すき焼き、から揚げなど
定番の人気メニューを、減塩＆減たんぱくにアレンジしました。
ボリューム満点の40レシピを紹介します。

主菜 + 副菜 + 汁物 （+ プラスワン デザート）

トマト入りすき焼き

材料 ● 2人分	1600~1800kcal	1900~2100kcal
牛肩ロース薄切り肉	60g	70g
トマト	1⅔個（250g）	1⅔個（250g）
ねぎ	⅗本（60g）	⅗本（60g）
しらたき	20g	50g
春菊	約⅓束（60g）	⅖束（80g）
白菜	1½枚（80g）	1½枚（80g）
しいたけ	4枚（60g）	4枚（60g）
A［昆布だし	カップ2	カップ2
めんつゆ（市販/濃縮）	大さじ1	大さじ1⅓
酒	大さじ1	大さじ1
七味唐辛子	少々	少々

つくり方

1 トマトは一口大に切る。ねぎは斜め薄切りに、しらたきは湯通しして食べやすい長さに切る。春菊は4cm長さ、白菜としいたけはそぎ切りにする。

2 鍋にAとトマト、ねぎを入れて火にかけ、沸騰させる。

3 牛肉、しらたき、春菊、白菜、しいたけを加えて中火で10分ほど煮込む。仕上げに七味唐辛子をふる。

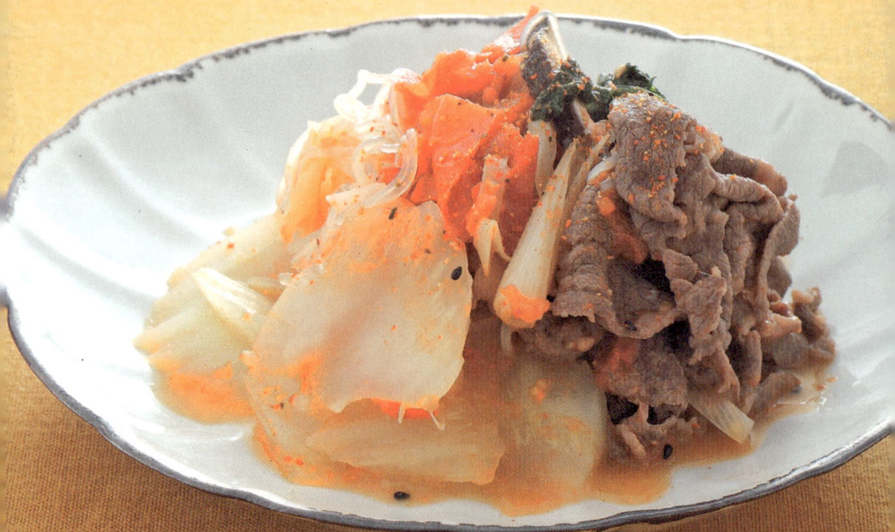

	エネルギー	塩分	たんぱく質
1600~1800kcal	165kcal	1.4g	8.5g
1900~2100kcal	187kcal	1.7g	9.7g

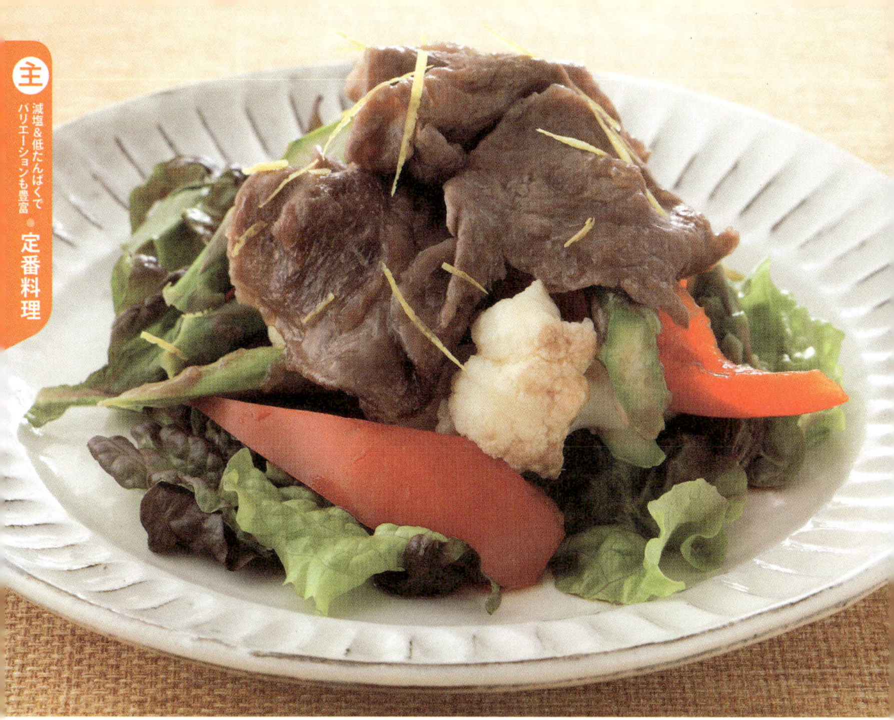

牛しゃぶ蒸しサラダ

	エネルギー	塩分	たんぱく質
1600~1800kcal	172kcal	0.6g	8.1g
1900~2100kcal	210kcal	0.8g	9.6g

材料 ● 2人分

	1600~1800kcal	1900~2100kcal
牛ロースしゃぶしゃぶ用肉	70g	80g
カリフラワー	約⅓個（70g）	⅓個（90g）
グリーンアスパラガス	2 ½本（50g）	3 ½本（70g）
パプリカ（赤）	⅓個（40g）	⅖個（50g）
酒	大さじ2	大さじ2
ごま油	大さじ½	小さじ2
サニーレタス	1枚（20g）	1枚（20g）
A ポン酢しょうゆ	小さじ2	大さじ1
A レモン（汁）	小さじ2	小さじ2
A おろしわさび	小さじ1	小さじ1
レモンの皮（せん切り）	少々	少々

つくり方

1 カリフラワーは小房に分ける。アスパラガスは斜め切りに、パプリカは乱切りにする。

2 耐熱皿にカリフラワー、アスパラガス、パプリカを均等にのせ、上に牛肉をのせる。

3 酒とごま油を回しかけ、蒸気が上がっている蒸し器で7～8分ほど蒸す。

4 器に食べやすい大きさにちぎったサニーレタスを敷き、❸を盛り合わせる。

5 ❸の蒸し汁とAを混ぜ合わせ、❹に回しかけ、レモンの皮を散らす。

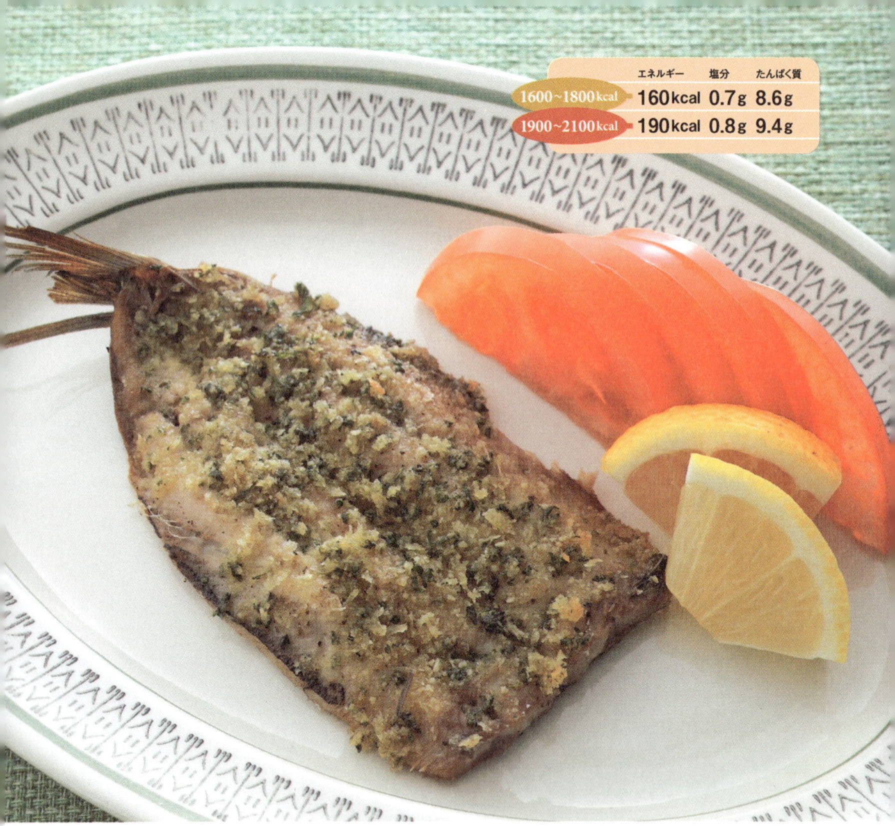

	エネルギー	塩分	たんぱく質
1600~1800kcal	160kcal	0.7g	8.6g
1900~2100kcal	190kcal	0.8g	9.4g

いわしの香草焼き

材料 ● 2人分

	1600~1800kcal	1900~2100kcal
いわし	2尾（80g）	大2尾（85g）
塩・こしょう	各少々	各少々
小麦粉	少々	少々
A［オリーブ油	大さじ1	大さじ1 ⅓
パン粉	小さじ1	小さじ1
粉チーズ	小さじ½	小さじ1
パセリ（みじん切り）	小さじ1	小さじ1
トマト	⅓個（50g）	⅓個（50g）
レモン（いちょう切り）	少々	少々

つくり方

1 いわしは手開きにする。トマトは薄く切る。

2 いわしに塩、こしょうをふり、小麦粉を薄くまぶす。混ぜ合わせたAを表面に薄く塗る。

3 オーブントースターで約7～8分焼き、焼き色がついたら器に盛りつけ、トマトとレモンを添える。

にらとあさりの卵とじ

材料 ● 2人分

	1600~1800kcal	1900~2100kcal
にら	½束 (60g)	⅔束 (70g)
糸みつば	1束 (40g)	1束 (40g)
ねぎ	½本 (50g)	½本 (50g)
A 昆布だし	カップ1	カップ1
A 酒	小さじ2	小さじ2
A みりん	小さじ2	大さじ1
A しょうゆ (減塩)	小さじ2	大さじ1
あさり (水煮缶)	⅓缶 (40g)	½缶 (50g)
卵	小1個 (45g)	1個 (50g)
水溶きかたくり粉	大さじ1	大さじ1
ごま油	小さじ2	大さじ1
粉ざんしょう	少々	少々

	エネルギー	塩分	たんぱく質
1600~1800kcal	131kcal	1.0g	8.3g
1900~2100kcal	162kcal	1.0g	9.7g

つくり方

1 にらは4cm長さに切る。糸みつばは根を切り落とし4cm長さに、ねぎは斜め切りにする。

2 鍋にAとあさりを缶汁ごと入れて火にかける。沸騰したら❶を加えて中火で3分ほど煮る。

3 卵と水溶きかたくり粉を混ぜ合わせ、❷に回しかけ、火を止める。ふたをして1分ほど蒸らしたら、仕上げにごま油を回しかけ、器に盛りつけ、粉ざんしょうをふる。

たんぱく質を減らす裏ワザ

たんぱく質制限があるからといって、卵が食べられないことはありません。これまで1日1個食べていたものは半分にするなどして、量を減らせばいいだけ。それにより、料理のボリューム感が足りないようなら、他の具を増やしましょう。

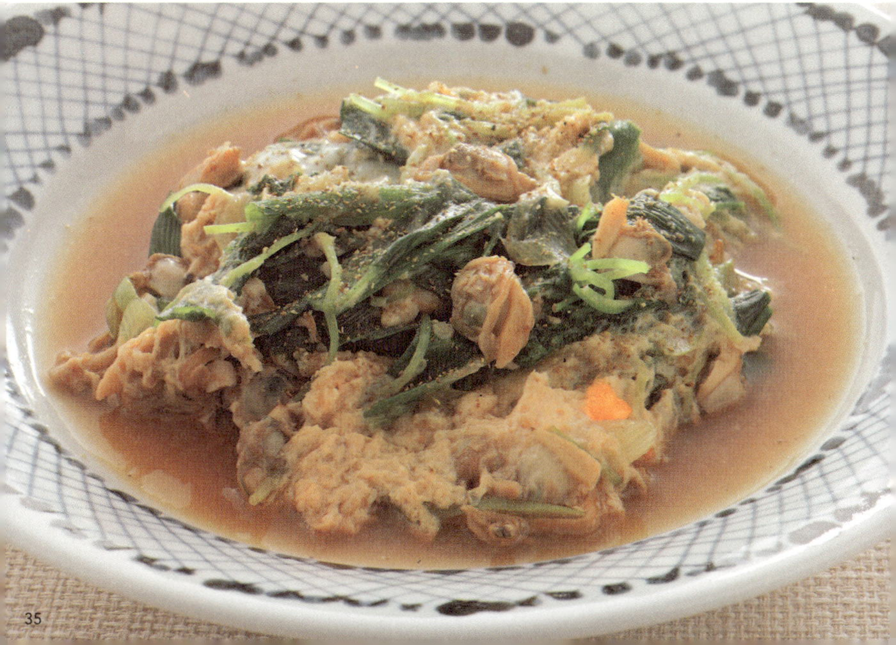

和風ハンバーグ

材料 ● 2人分

	1600~1800kcal	1900~2100kcal
豚ひき肉	35g	40g
木綿豆腐	⅓丁弱(90g)	⅓丁強(110g)
たまねぎ	⅕個(40g)	⅕個(40g)
ねぎ	¼本(25g)	¼本(25g)
しいたけ	1⅔枚(25g)	2⅔枚(40g)
青じそ	2枚(2g)	2枚(2g)
えのきたけ	小⅓袋(30g)	小⅓袋(30g)
なめこ	⅗袋(30g)	⅗袋(30g)
A 酒	小さじ2	小さじ2
A 小麦粉	小さじ½	小さじ½
A 塩	少々	少々
サラダ油	小さじ2	大さじ1
大根おろし	80g分	90g分
ポン酢しょうゆ	大さじ1	大さじ1

つくり方

1 木綿豆腐はペーパータオルに包み、電子レンジに2分間かけ、水けをよくきっておく。たまねぎはみじん切りにして電子レンジに1分間かける。ねぎはみじん切り、しいたけと青じそはせん切りにする。えのきたけは根の部分を切り落とし3等分に切る。なめこは熱湯を回しかける。

2 ボウルにひき肉とたまねぎ、ねぎ、しいたけ、えのきたけ、Aと豆腐を加えてよく練り混ぜる。

3 ❷を小判形に丸め、サラダ油を熱したフライパンで両面をこんがりと焼く。水50㎖(分量外)を入れてふたをし、中火で5～6分ほど蒸し焼きにする。

4 ❸を器に盛り、水けをきった大根おろしとなめこを合わせたもの、青じそをのせ、ポン酢しょうゆを回しかける。

すぐに使える! 調理の裏ワザ

たんぱく質の制限では、肉や魚の食べられる量が減るため、ボリュームもダウンすることに。そこで、豆腐を加えて、これまでに近い食べごたえをキープしました。ただし、豆腐にもたんぱく質は含まれているので、使用量は守ります。

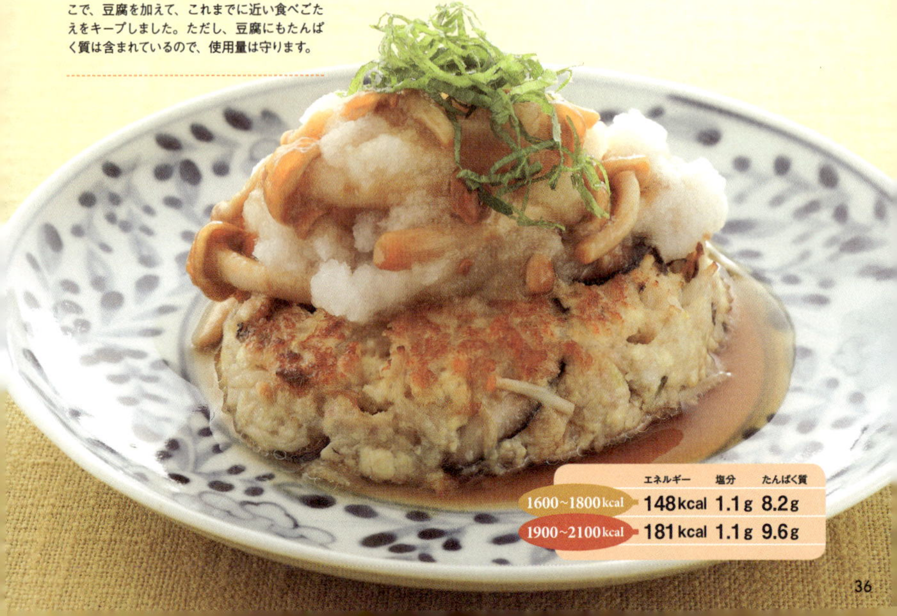

	エネルギー	塩分	たんぱく質
1600~1800kcal	148kcal	1.1g	8.2g
1900~2100kcal	181kcal	1.1g	9.6g

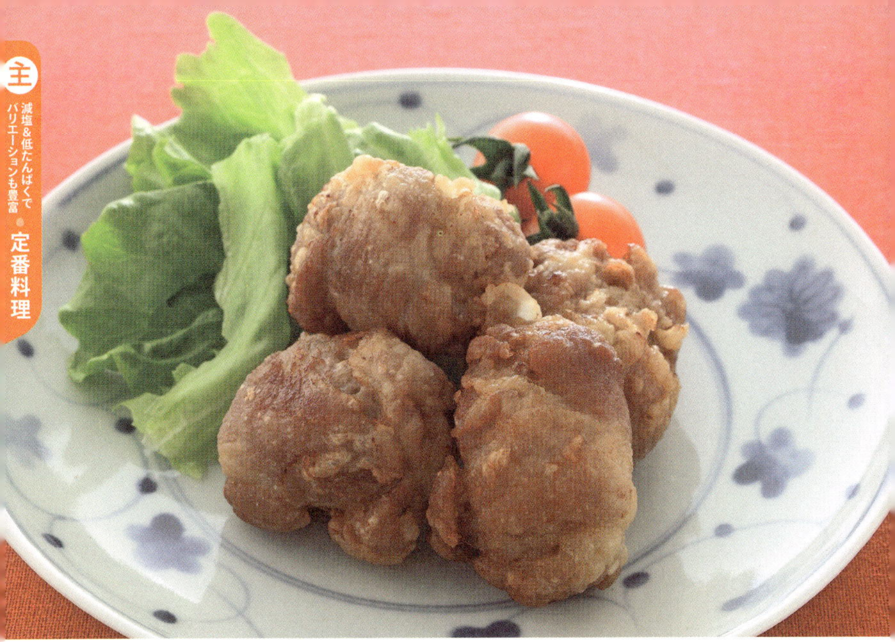

豚のから揚げ

	エネルギー	塩分	たんぱく質
1600~1800kcal	189kcal	0.7g	8.2g
1900~2100kcal	234kcal	1.1g	9.4g

材料 ● 2人分

	1600~1800kcal	1900~2100kcal
豚肩ロース薄切り肉	80g	90g
小麦粉	少々	少々
玉こんにゃく	120g	140g
A 昆布だし	カップ1	カップ1
酒	大さじ1	大さじ1
しょうゆ（減塩）	小さじ2	小さじ3 ⅓
みりん	小さじ1	小さじ1
にんにく（すりおろす）	小さじ1	小さじ1
サラダ油	適量	適量
レタス	2枚（40g）	2枚（40g）
ミニトマト	小3個（40g）	大3個（50g）

たんぱく質を減らす裏ワザ

肉を減らしてたんぱく質の量を抑えつつも、食べごたえは維持したいので肉の食感に近い玉こんにゃくを使用。玉こんにゃくはだしや酒でしっかり味をしみ込ませておくのが、おいしさのポイント。

つくり方

1 玉こんにゃくは数か所ずつ穴をあける。

2 鍋に玉こんにゃくとAを入れて、中火で7～8分ほど煮る。煮汁はバットにあける。

3 煮汁が冷めたら、おろしにんにくを溶かし、豚肉をもみ込んで10分ほど漬ける。

4 豚肉を広げ、薄く小麦粉をふり、玉こんにゃくに巻きつけ、表面にも小麦粉をまぶす。

5 170℃に熱した油で❹をカラリと揚げる。器に盛りつけ、食べやすい大きさにちぎったレタスとミニトマトを添える。

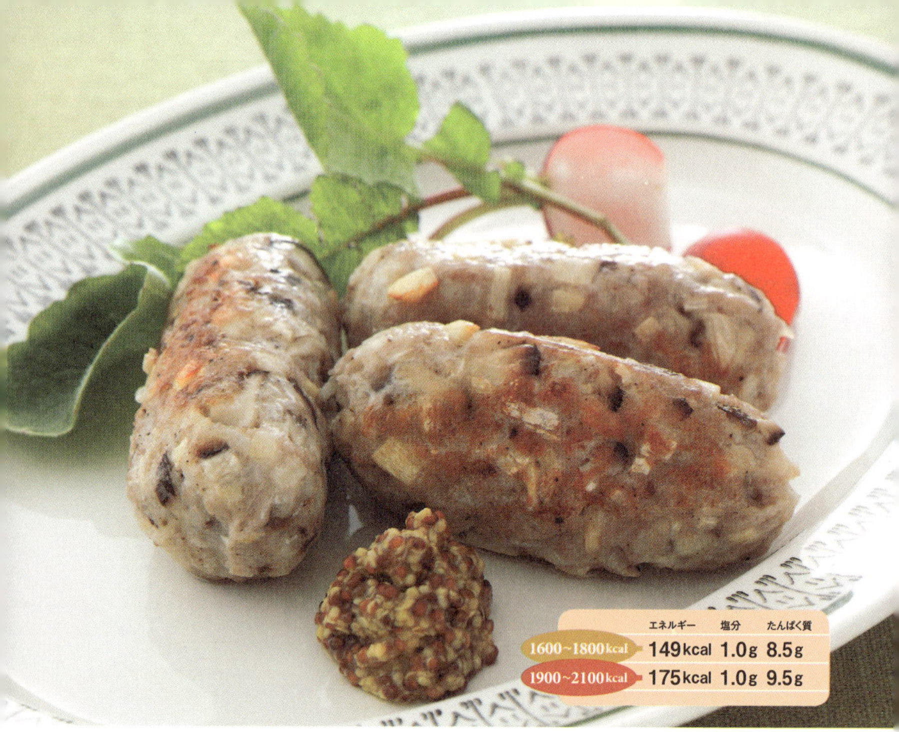

	エネルギー	塩分	たんぱく質
1600~1800kcal	149kcal	1.0g	8.5g
1900~2100kcal	175kcal	1.0g	9.5g

手づくりレンジソーセージ

材料 ● 2人分		1600~1800kcal	1900~2100kcal
豚ひき肉		70g	80g
たまねぎ		⅕個 (40g)	⅐個 (30g)
しいたけ		1 ⅔枚 (25g)	1 ⅓枚 (20g)
たけのこ (水煮)		30g	40g
A	卵白	½個分	½個分
	白ワイン	小さじ2	小さじ1
	かたくり粉	小さじ1	小さじ½
	ケチャップ	小さじ1	小さじ1
	塩・こしょう	各少々	各少々
	セージ (乾、あれば)	少々	少々
サラダ油		小さじ2	大さじ1
ラディッシュ		2個 (20g)	2個 (20g)
粒マスタード		小さじ1	小さじ1

つくり方

1 たまねぎとしいたけはそれぞれみじん切りに、たけのこは粗く刻む。

2 ボウルに豚ひき肉と❶、Aを入れてよく練り合わせる。

3 ラップを敷き、❷の⅙等分をのせて棒状に包み、数か所穴をあける。残りの5本も同様につくり、600Wの電子レンジに5 ～ 6分間かける。

4 フライパンに油を敷く。ラップをはずした❸を焼き色がつくまで焼く。器に盛り、半分に切ったラディッシュと粒マスタードを添える。

いり鶏

	エネルギー	塩分	たんぱく質
1600~1800kcal	151kcal	0.8g	8.5g
1900~2100kcal	189kcal	1.1g	9.7g

材料 ● 2人分

	1600~1800kcal	1900~2100kcal
鶏ささみ	大1本 (50g)	1½本 (55g)
小麦粉	少々	少々
干ししいたけ	大1枚 (4g)	2枚 (6g)
にんじん	½本 (90g)	½本 (90g)
れんこん	¼個 (50g)	大¼個 (60g)
ごぼう	⅓本弱 (50g)	⅓本 (60g)
こんにゃく	⅖枚 (100g)	⅖枚 (100g)
絹さや	3枚 (6g)	3枚 (6g)
ごま油	小さじ2	大さじ1
A 干ししいたけの戻し汁	カップ1½	カップ1½
A しょうゆ (減塩)	大さじ1	大さじ1½
A 酒	大さじ1	大さじ1
A みりん	大さじ1	大さじ1
A 砂糖	小さじ½	小さじ2

つくり方

1 ささみは一口大に切る。干ししいたけはカップ1½の水（分量外）で戻し、一口大に切る。にんじん、れんこん、ごぼうは乱切りに、こんにゃくは手でちぎり、熱湯で1分ゆでる。絹さやは筋をとり、ゆでて斜め半分に切る。

2 鍋にごま油を熱し、干ししいたけ、にんじん、れんこん、ごぼう、こんにゃくを入れていためる。

3 油がなじんだら、Aを入れ、煮立ったらアクを取り、中火にする。落としぶたをして、10分ほど煮る。

4 薄く小麦粉をまぶしたささみを加え、さらに3～4分程度煮含め、器に盛り、絹さやを散らす。

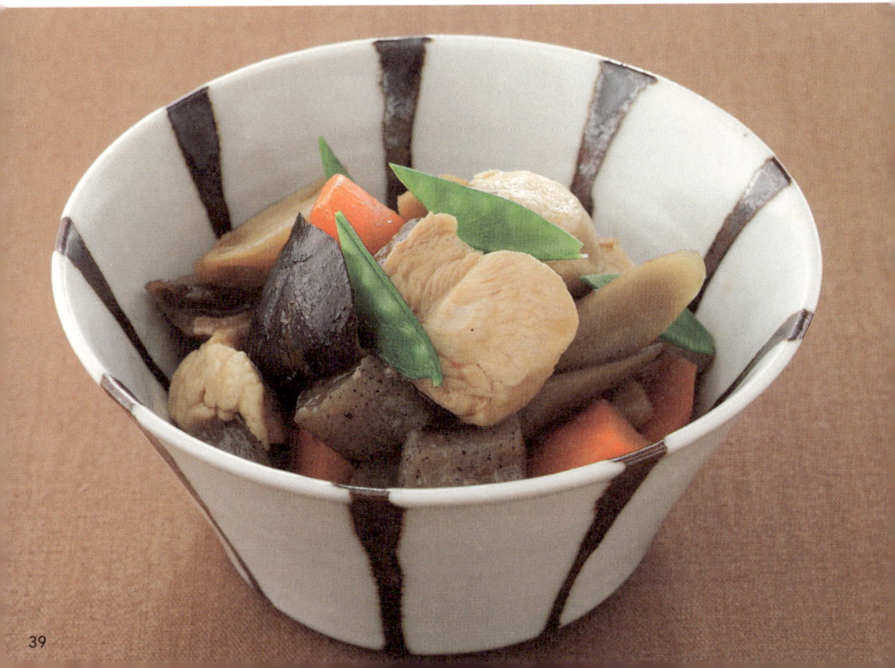

サーモンのちゃんちゃん焼き

材料 ● 2人分

		1600～1800kcal	1900～2100kcal
キングサーモン（生）		60g	65g
キャベツ		1 ½枚（80g）	1 ½枚（80g）
ピーマン		1個（30g）	1個（30g）
にんじん		2cm分（30g）	2.6cm分（40g）
しめじ		¼袋（25g）	⅓袋（30g）
しょうが		⅓かけ（5g）	⅓かけ（5g）
もやし		⅓袋（80g）	⅓袋（80g）
A	昆布だし	大さじ1	大さじ1
	酒	大さじ1	大さじ1
	みそ（減塩）	小さじ2	小さじ3 ⅓
	みりん	小さじ2	小さじ2
	ごま油	小さじ2	大さじ1
	しょうゆ（減塩）	小さじ1	小さじ2
レモン（半月切り）		6枚	6枚

つくり方

1 キングサーモンは一口大に切る。キャベツは太めのせん切りにする。ピーマンは輪切りに、にんじんは薄く半月形に切る。しめじは小房に分ける。しょうがはみじん切りにする。

2 フライパンにもやし、キャベツ、ピーマン、にんじん、しめじを敷きつめ、サーモンをのせる。しょうがと混ぜ合わせたAを回しかける。

3 レモンをのせてふたをし、中火で5～6分蒸し焼きにする。火が通ったら、全体を混ぜ合わせる。

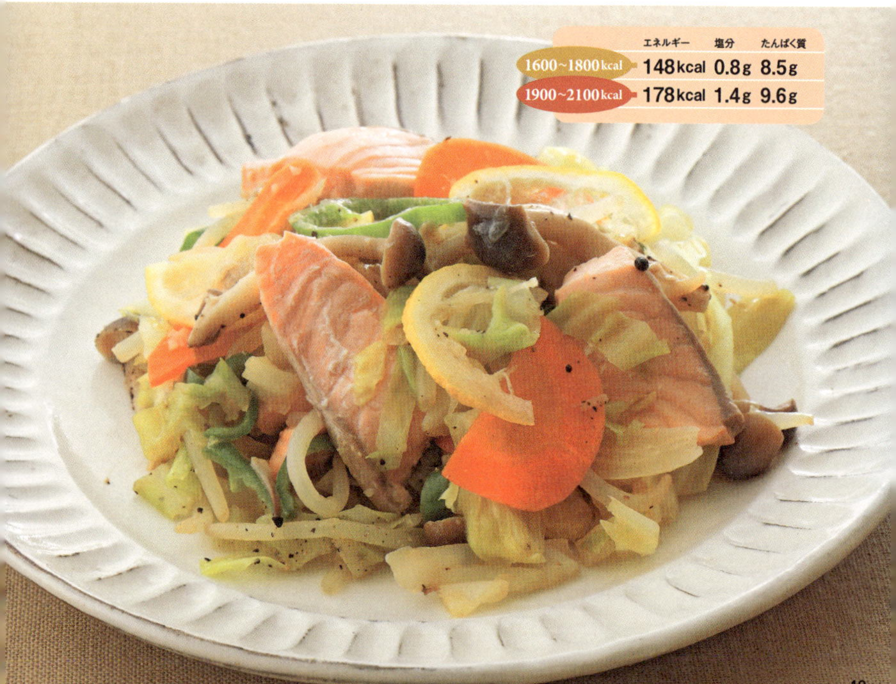

	エネルギー	塩分	たんぱく質
1600～1800kcal	148kcal	0.8g	8.5g
1900～2100kcal	178kcal	1.4g	9.6g

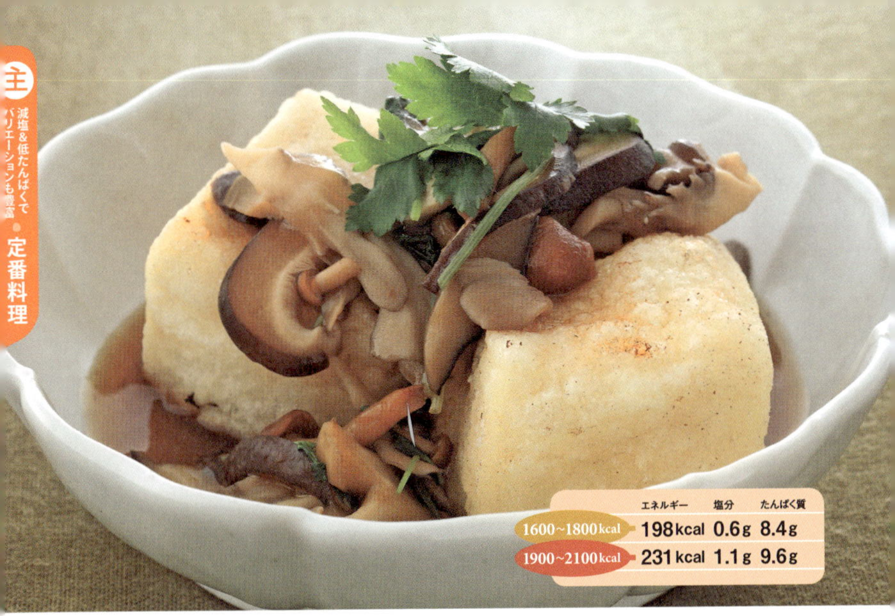

	エネルギー	塩分	たんぱく質
1600~1800kcal	198kcal	0.6g	8.4g
1900~2100kcal	231kcal	1.1g	9.6g

揚げだし豆腐 きのこあんかけ

材料 ● 2人分

	1600~1800kcal	1900~2100kcal
絹ごし豆腐	⅘丁(250g)	1丁弱(280g)
小麦粉	小さじ1	小さじ1
かたくり粉	小さじ1	小さじ1
しいたけ	2枚(30g)	2枚(30g)
まいたけ	⅖パック(40g)	⅖パック(40g)
なめこ	⅗袋(30g)	½袋(25g)
揚げ油	適量	適量
A 昆布だし	カップ½	カップ½
しょうゆ(減塩)	小さじ2	大さじ1 ⅓
酒	小さじ2	小さじ2
みりん	小さじ2	大さじ1
しょうが(すりおろす)	大さじ1	大さじ1
糸みつば	2~3本(4g)	2~3本(4g)

たんぱく質を減らす裏ワザ

豆腐は木綿より絹ごしのほうがたんぱく質が少なめ。とくに揚げだし豆腐のように、一度に豆腐をたくさん使うときは、絹ごしにすることで、たんぱく質を25%程度も減らすことができます。

つくり方

1 絹ごし豆腐は4等分に切り、たっぷりの湯(分量外)で3~4分ゆで、水けをよくきる。しいたけは薄切りに、まいたけは小房に分け、なめこは熱湯を回しかける。

2 バットに小麦粉とかたくり粉を入れてよく混ぜ、豆腐の表面に薄くまぶし、170℃に熱した油で焼き色がつくまで揚げ、器に盛りつける。

3 鍋にAとしいたけ、まいたけ、なめこを入れ、中火で5分ほど煮る。

4 しょうがを加え、温まったら❷にかけて、3cm長さに切ったみつばをのせる。

ステーキ　おろしゆずじょうゆがけ

材料 ● 2人分

	1600～1800kcal	1900～2100kcal
牛ロース肉（厚切り）	90g	100g
にんにく（すりおろす）	小さじ1	小さじ1
たまねぎ	⅒個（25g）	⅒個（25g）
赤たまねぎ	⅒個（25g）	⅒個（25g）
ゆず果汁	大さじ1	大さじ1
サラダ油	小さじ1	小さじ2
白ワイン	大さじ1	大さじ1
大根おろし	80g	80g
ゆずの皮（せん切り）	少々	少々
しょうゆ（減塩）	小さじ2	大さじ1 ⅓
クレソン	¼束（10g）	¼束（10g）

つくり方

1 たまねぎと赤たまねぎは、薄切りにして水にさらす。牛肉に、にんにくをまぶす。

2 ボウルに水けをきったたまねぎと赤たまねぎを入れ、ゆず果汁であえて器に盛りつける。

3 フライパンにサラダ油を熱し、❶の牛肉を強火で両面こんがり焼く。白ワインをふり入れ、アルコールをとばす。

4 ステーキを切り分け、❷に盛りつける。大根おろしとゆずの皮を合わせてステーキにのせ、しょうゆをかけ、葉先を摘み取ったクレソンを添える。

すぐに役立つ！ 減塩の裏ワザ

肉や魚を焼くとき、下味の塩をやめます。塩を仕上げの味つけだけに使うことで、物足りなさを感じずに塩分量を減らせます。このステーキも一般的なステーキより約30％も塩分量が少なくなっています。

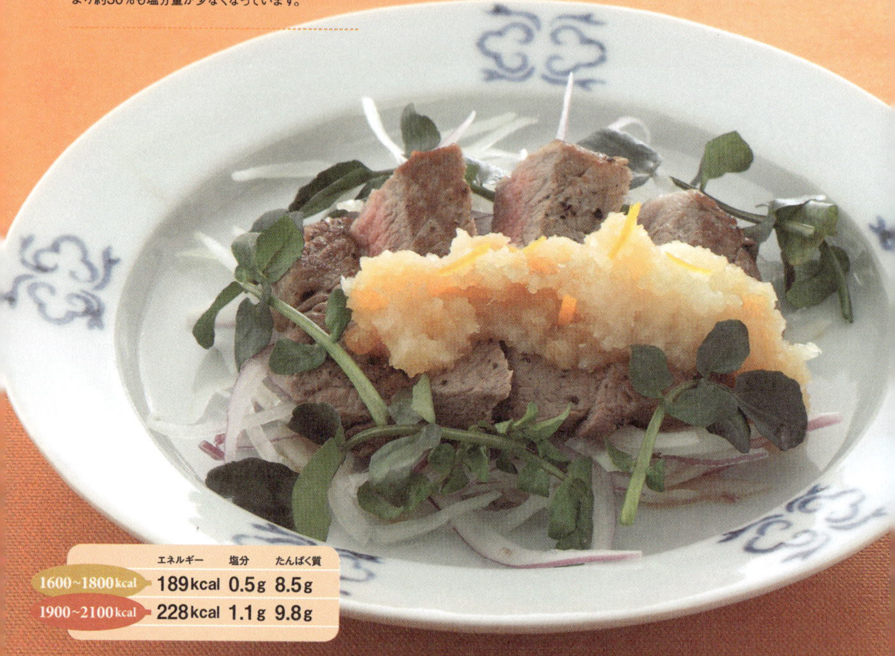

	エネルギー	塩分	たんぱく質
1600～1800kcal	189kcal	0.5g	8.5g
1900～2100kcal	228kcal	1.1g	9.8g

ロールキャベツ

	エネルギー	塩分	たんぱく質
1600~1800kcal	145kcal	0.8g	8.0g
1900~2100kcal	177kcal	1.0g	9.5g

材料 ● 2人分

	1600~1800kcal	1900~2100kcal
牛肩ロース薄切り肉	50g	60g
木綿豆腐	⅙丁(50g)	⅕丁(60g)
かたくり粉	小さじ1	小さじ1
キャベツ	3枚(150g)	3枚(150g)
小麦粉	少々	少々
エリンギ	½本(30g)	½本(30g)
たまねぎ	⅐個(30g)	¼個(50g)
トマトジュース(無塩)	カップ¾	カップ1
顆粒スープの素(洋風)	小さじ½	小さじ½
ローリエ	1枚	1枚
塩・こしょう	各少々	各少々
水溶きかたくり粉	小さじ2	小さじ2

すぐに役立つ! 減塩の裏ワザ

無塩のトマトジュースは、トマトの酸味とコクが濃縮されています。これを使って煮込むことで、うまみが際立ち、塩は微量でも、しっかりした味に仕上がります。

つくり方

1 木綿豆腐はペーパータオルで包み、電子レンジに2分間かける。水きりをしてくずし、かたくり粉と合わせる。キャベツはゆでて芯《しん》をそぎ切り、エリンギは縦に4つに裂く。たまねぎは薄切りにする。

2 キャベツを広げ、水けをふき取り、小麦粉を薄くふる。牛肉、エリンギ、キャベツの芯、豆腐を真ん中にのせて空気が入らないようにきつめに巻く。

3 鍋に❷とたまねぎ、水カップ½(分量外)、トマトジュース、顆粒スープの素、ローリエを入れて強火にかけ、沸騰したら中火にして落としぶたをし、7～8分程度煮込む。

4 塩、こしょうをしてロールキャベツを器に盛りつける。煮汁は温め、水溶きかたくり粉でとろみをつけ、ロールキャベツにかける。

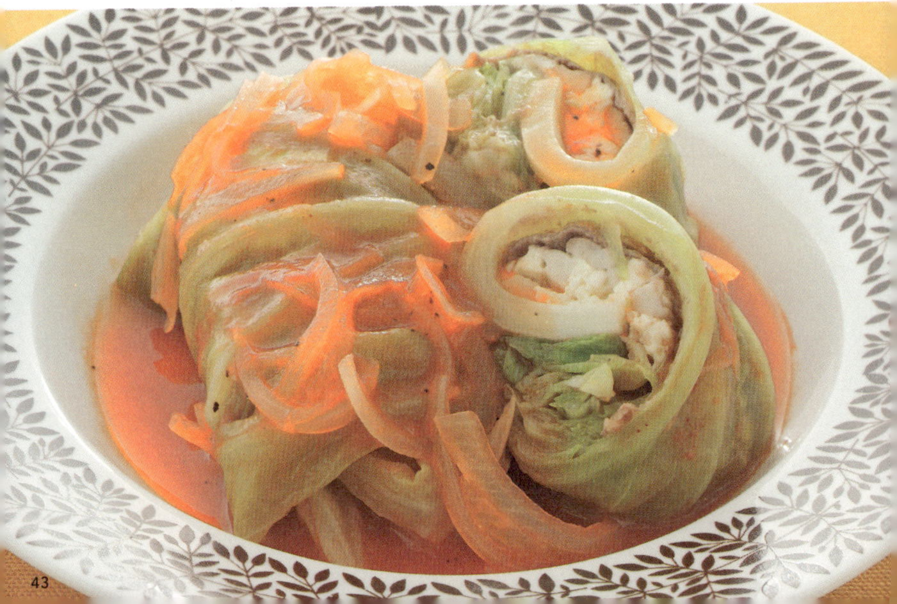

鶏肉とかぶのシチュー

材料 ● 2人分

	1600~1800kcal	1900~2100kcal
鶏もも肉（皮つき）	65g	75g
かたくり粉	少々	少々
たまねぎ	⅓個（70g）	⅖個（80g）
かぶ	大1個（80g）	1 ⅓個（90g）
かぶの葉	4～5本（20g）	4～5本（20g）
にんじん	2.6㎝分（40g）	2㎝分（30g）
サラダ油	小さじ1	小さじ2
小麦粉	小さじ½	小さじ1
水	カップ1 ½	カップ1 ½
顆粒スープの素（洋風）	小さじ½	小さじ½
牛乳	120㎖	カップ¾
バター（無塩）	小さじ½	小さじ½
塩・こしょう	少々	少々
水溶きかたくり粉	大さじ1	大さじ1

つくり方

1 鶏肉はそぎ切りにし、薄くかたくり粉をまぶしておく。たまねぎとかぶはくし形に、にんじんは乱切り、かぶの葉は4㎝長さに切る。

2 鍋にサラダ油を熱し、たまねぎとにんじんをいためる。

3 小麦粉をふり入れ、粉っぽさがなくなったら水と顆粒スープの素を加え、沸騰させる。

4 かぶと鶏肉も入れ、アクを取り除きながら中火で7～8分煮る。

5 かぶの葉と牛乳、バターを加え温かくなったら、塩、こしょうで味を調え、水溶きかたくり粉でとろみをつける。

	エネルギー	塩分	たんぱく質
1600~1800kcal	177kcal	0.8g	8.3g
1900~2100kcal	220kcal	0.8g	9.7g

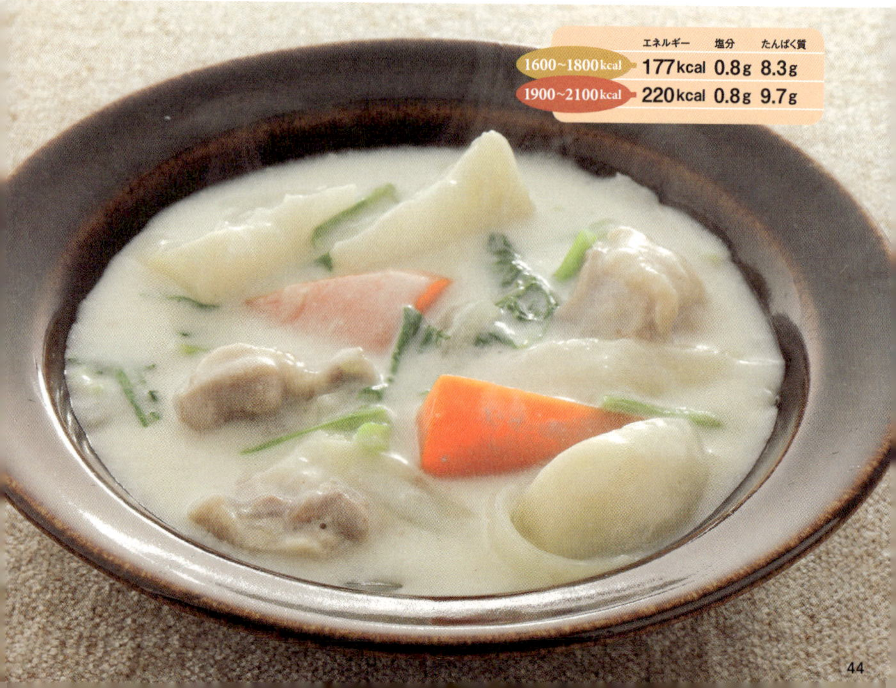

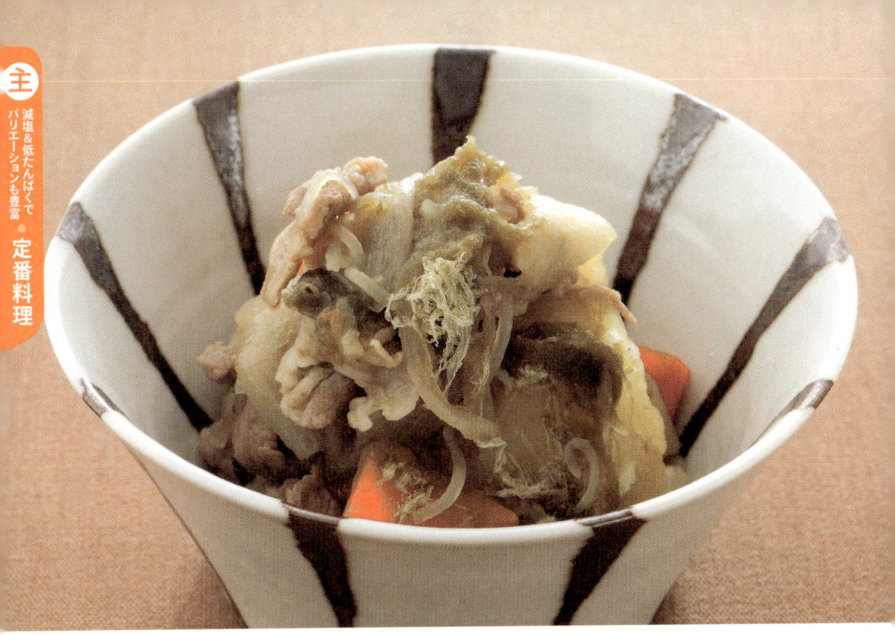

肉じゃが

	エネルギー	塩分	たんぱく質
1600~1800kcal	203kcal	0.9g	8.2g
1900~2100kcal	251kcal	1.2g	9.5g

材料 ● 2人分

	1600~1800kcal	1900~2100kcal
豚肩ロース薄切り肉	70g	80g
酒	大さじ1	大さじ1
じゃがいも	小1個（100g）	1個（120g）
たまねぎ	⅖個（75g）	⅖個（80g）
にんじん	⅓本（60g）	⅓本（60g）
しらたき	100g	120g
サラダ油	小さじ1	小さじ2
A 昆布だし	カップ1 ½	カップ1 ½
A 酒	大さじ1	大さじ1
砂糖	大さじ1	小さじ4
しょうゆ（減塩）	小さじ2	大さじ1
とろろ昆布	3g	3g

お役立ち食材メモ

とろろ昆布には、うまみ成分のグルタミン酸がたっぷり！　少量使うだけでも、味わいに深みがでます。

つくり方

1 豚肉は、一口大に切り、酒をまぶしておく。じゃがいもは一口大に、たまねぎはくし形に、にんじんは乱切りに、しらたきは下ゆでして適当な大きさに切る。

2 鍋にサラダ油を熱し、豚肉とたまねぎをいためる。豚肉の色がかわってきたら、にんじんとじゃがいも、しらたきを加えていためる。

3 全体に油が回ってきたら、Aを加える。沸騰したらアクを取り除き、砂糖を加えて落としぶたをして、弱めの中火で10～15分煮る。

4 しょうゆを加え、途中混ぜながらさらに弱火で5～6分煮る。

5 仕上げにとろろ昆布を加えて、混ぜ合わせる。

ボリューム満点の
減たんぱく＆減塩レシピ

肉料理

鶏肉とれんこんのはさみ煮

材料 ● 2人分

	1600~1800kcal	1900~2100kcal
鶏ひき肉	50g	60g
れんこん	⅖個（80g）	½個（100g）
小麦粉	少々	少々
にんにく	½かけ（2.5g）	½かけ（2.5g）
たまねぎ	¼個（50g）	¼個（50g）
にんじん	2㎝分（30g）	3㎝分（50g）
えのきたけ	小⅓袋（30g）	小⅓袋（30g）
チンゲンサイ	1株（100g）	1株（100g）
A 酒	小さじ2	小さじ2
A かたくり粉	小さじ2	小さじ2
サラダ油	大さじ1	大さじ1 ⅙
B 酒	小さじ2	小さじ2
B しょうゆ（減塩）	小さじ2	小さじ2 ⅓
B みりん	小さじ2	小さじ2 ⅔
B オイスターソース	小さじ1	小さじ1 ½
B 水	カップ½	120㎖

つくり方

1 れんこんは5㎜幅の輪切りにして、1分ほど熱湯でゆで、水けをきって片面に小麦粉をつける。にんにくとたまねぎ、にんじんはみじん切りに、えのきたけは、こまかく刻む。チンゲンサイは縦に4等分に切る。

2 ボウルにひき肉とにんにく、たまねぎ、にんじん、えのきたけとAを入れてよく練る。れんこんの小麦粉をふった面に等分にのせ、もう1枚のれんこんとはさむ（小麦粉をふった面を内側に）。

3 フライパンにサラダ油を熱し、❷を中火で焼き色がつくまで両面焼く。あいているスペースでチンゲンサイをいため、混ぜ合わせたBを加えて落としぶたをする。中火で5分ほど煮る。

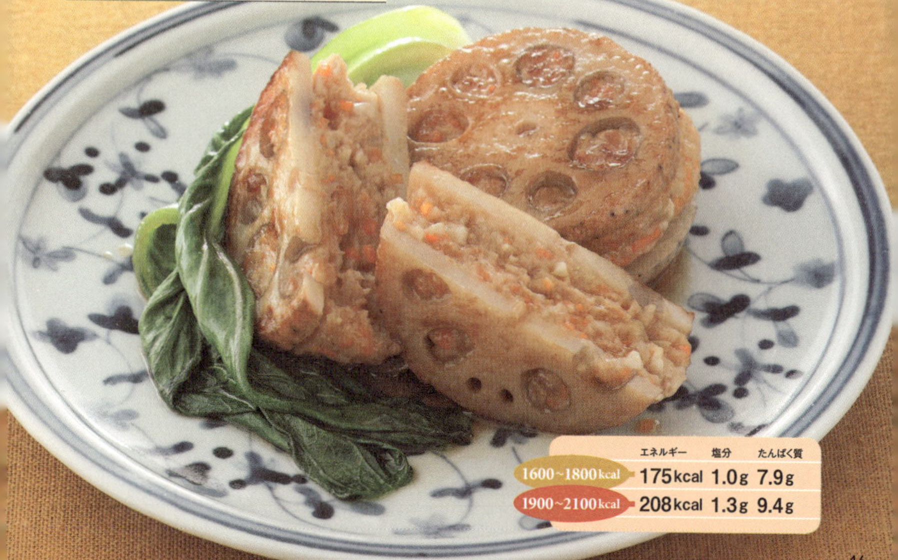

	エネルギー	塩分	たんぱく質
1600~1800kcal	175kcal	1.0g	7.9g
1900~2100kcal	208kcal	1.3g	9.4g

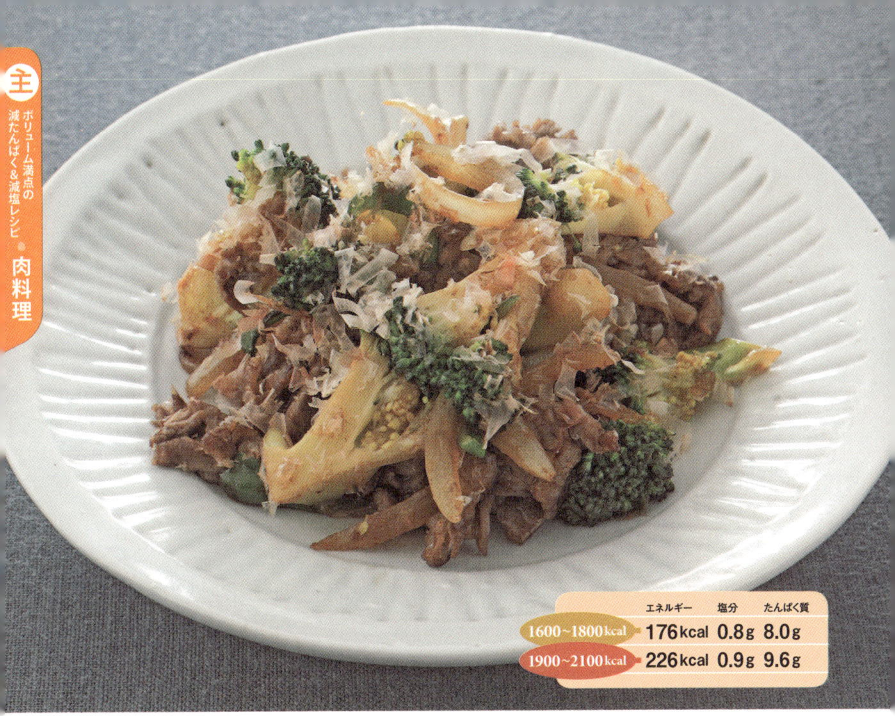

	エネルギー	塩分	たんぱく質
1600~1800kcal	176kcal	0.8g	8.0g
1900~2100kcal	226kcal	0.9g	9.6g

牛肉とブロッコリーのおかかいため

材料 ● 2人分

	1600~1800kcal	1900~2100kcal
牛肩ロース薄切り肉	65g	80g
酒	小さじ2	小さじ2
かたくり粉	小さじ1	小さじ1
たまねぎ	⅕個（30g）	⅕個（30g）
ピーマン	1個（30g）	1個（30g）
ブロッコリー	小⅓個（65g）	⅓個（80g）
サラダ油	小さじ2	大さじ1
A しょうゆ（減塩）	大さじ1	小さじ3 ⅓
A 酒	小さじ1	小さじ1
A みりん	小さじ1	小さじ1
A 水	大さじ1	大さじ1
削り節	少々	少々

つくり方

1 牛肉は一口大に切る。たまねぎは薄切りにし、ピーマンは縦半分に切って横にして薄くスライスする。ブロッコリーは小房に分け、電子レンジに1分間かける。

2 ボウルに牛肉と酒、かたくり粉を入れてもみ込む。

3 フライパンにサラダ油を熱し、❷とたまねぎをいためる。牛肉の色がかわってきたら、ピーマンとブロッコリーも加えていためる。

4 油が回ったら、Aを回し入れて中火でいため、水分がなくなったら火を止めて削り節を混ぜる。

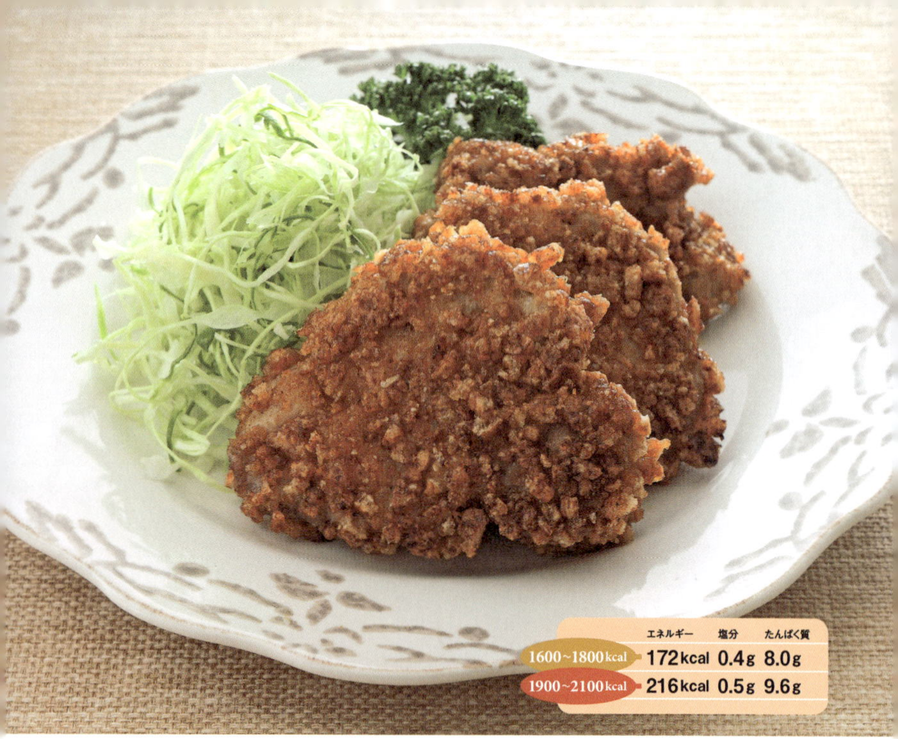

	エネルギー	塩分	たんぱく質
1600~1800kcal	172kcal	0.4g	8.0g
1900~2100kcal	216kcal	0.5g	9.6g

豚ヒレ肉のせんべいかつ

材料 ● 2人分	1600~1800kcal	1900~2100kcal
豚ヒレ肉（塊）	60g	70g
塩・こしょう	各少々	各少々
キャベツ	½枚（25g）	⅗枚（30g）
小麦粉・水	各少々	各少々
しょうゆせんべい	25g	40g
サラダ油	大さじ1½	大さじ1⅔
パセリ	少々	少々

すぐに役立つ! 減塩の裏ワザ

しょうゆ味のせんべいの塩分は1枚約0.3g程度。これを衣につけ、ソースなどをつけずに食べれば、減塩に。お手軽で、ポリポリした食感も楽しめる一品です。

つくり方

1 豚肉は1cm厚さに切り、肉たたきなどで薄くのばし、塩、こしょうをする。キャベツはせん切りにする。

2 小麦粉と水を合わせて衣をつくる。豚肉に衣をまぶし、厚手のポリ袋などに入れて細かく砕いたせんべいを、パン粉がわりにつける。

3 フライパンにサラダ油を熱し、中火で❷の両面をこんがり焼き、器に盛りつけ、キャベツとパセリを添える。

アスパラガスの牛肉巻き

材料 ● 2人分	1600~1800kcal	1900~2100kcal
牛肩ロース薄切り肉	70g	80g
小麦粉	小さじ½	小さじ½
グリーンアスパラガス	3本（60g）	4本（80g）
えのきたけ	小½袋（50g）	小⅔袋（60g）
サラダ油	小さじ2	大さじ1
A［酒	大さじ1	大さじ1
ポン酢しょうゆ	大さじ1	大さじ1⅓
水	大さじ1	大さじ1
粉ざんしょう	少々	少々
トマト（薄切り）	½個（75g）	½個（75g）

つくり方

1 アスパラガスははかまをとり、縦に4等分する。えのきたけは根元を切り落とす。

2 牛肉を広げて小麦粉をふり、アスパラガスとえのきたけをのせて巻き、表面にも小麦粉をまぶす。

3 フライパンにサラダ油を熱し、❷を転がしながら焼く。焼き色がついたら、Aを加えてからめ、粉ざんしょうをふる。トマトを敷いた器に盛りつける。

	エネルギー	塩分	たんぱく質
1600~1800kcal	178kcal	0.9g	8.0g
1900~2100kcal	218kcal	1.1g	9.3g

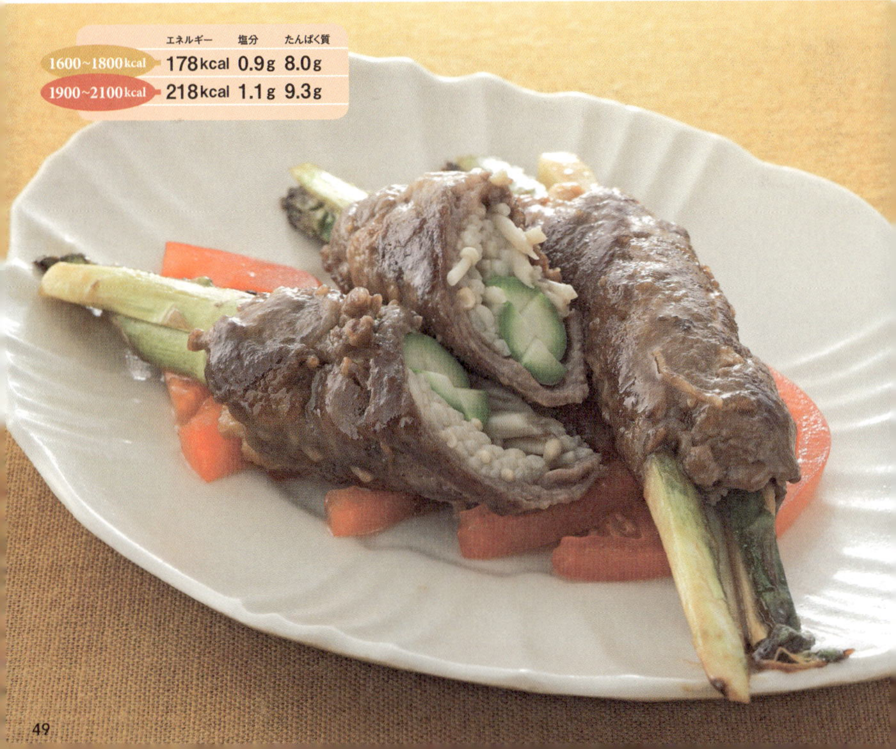

タンドリーチキン

	エネルギー	塩分	たんぱく質
1600~1800kcal	135kcal	0.9g	8.2g
1900~2100kcal	167kcal	0.9g	9.5g

材料 ● 2人分

	1600~1800kcal	1900~2100kcal
鶏手羽元	大3本（80g）	小4本（90g）
塩・こしょう	各少々	各少々
A［カレー粉	小さじ½	小さじ1
チリパウダー・ナツメグ	各少々	各少々
ヨーグルト（無糖）	50g	70g
マーマレードジャム	大さじ1	大さじ1
リーフレタス	½枚（10g）	½枚（10g）
ラディッシュ（くし形切り）	1個（10g）	1個（10g）

すぐに役立つ！ 調理の裏ワザ

ヨーグルトには、肉の繊維を分解する働きがあるので、漬け込むことで柔らかく、ジューシーに仕上がります。

つくり方

1 手羽元はそれぞれフォークで数か所穴をあけ、塩、こしょうをまぶしておく。

2 Aとヨーグルト、マーマレードジャムを合わせ、❶を入れて2～3時間漬け込む。

3 ❷をアルミ箔《はく》にのせ、オーブントースターで15～20分ほど焼く。途中焦げるようであれば、アルミ箔をかぶせる。

4 器に大きめにちぎったリーフレタスを敷き、❸を盛りつけ、ラディッシュを添える。

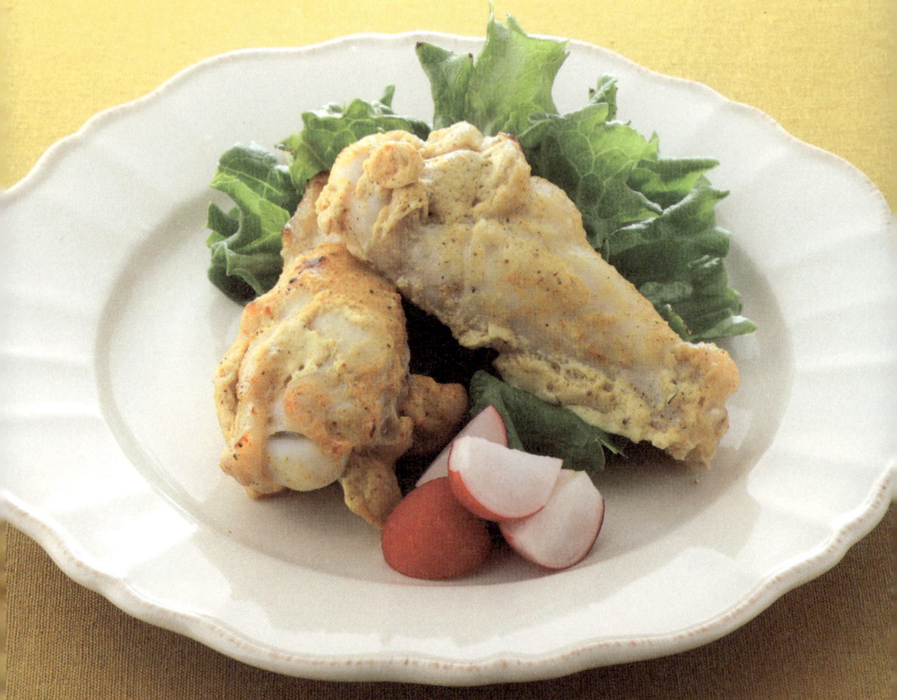

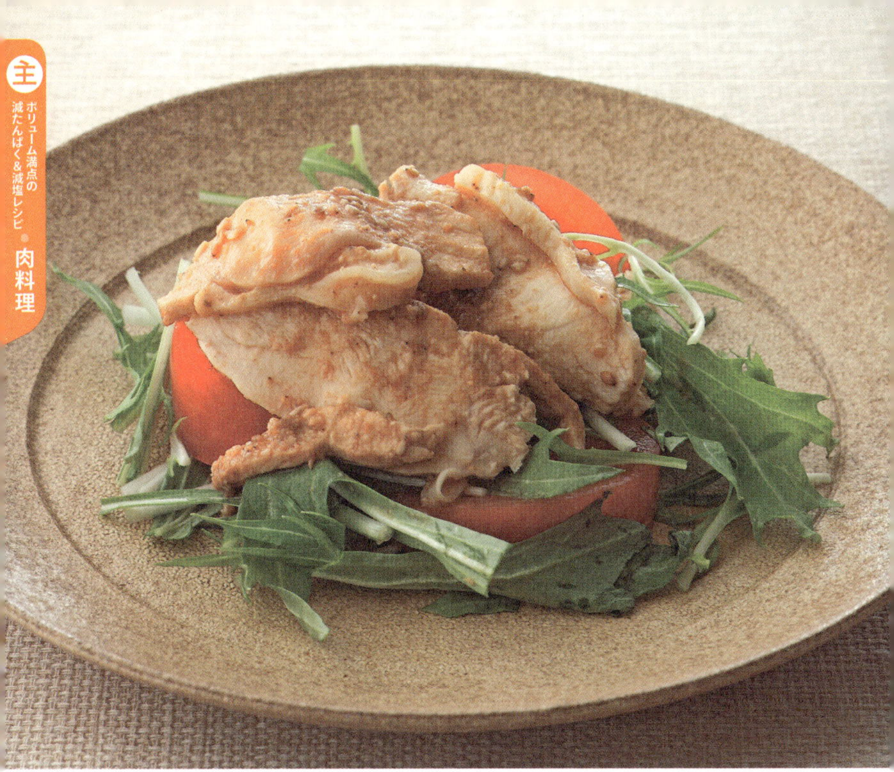

ゆで鶏のごまぶし

	エネルギー	塩分	たんぱく質
1600~1800kcal	125kcal	0.8g	7.8g
1900~2100kcal	160kcal	1.1g	9.6g

材料 ● 2人分		1600~1800kcal	1900~2100kcal
鶏むね肉(皮つき)		60g	75g
	酒	大さじ1	大さじ1
	水	カップ2	カップ2⅓
A	ごま油	小さじ2	大さじ1
A	しょうゆ(減塩)	小さじ2	小さじ2⅔
A	みそ(減塩)	小さじ1	小さじ1½
A	白ごま	小さじ½	小さじ½
水菜		¼束(50g)	¼束(50g)
トマト		1個(150g)	1個(150g)

つくり方

1 鍋に鶏肉と酒、水を入れて火にかけ、沸騰したら中火で4～5分ほどゆで、そのまま冷ます。

2 ❶の水けをきり、そぎ切りにして、混ぜ合わせたAとよくからませる。4cm長さに切った水菜とくし形に切ったトマトを一緒に盛り合わせる。

すぐに役立つ! 調理の裏ワザ

鶏むね肉は、鶏肉の中でも脂身が少ない部位。加熱しすぎるとパサパサになりがちなので、火の入れすぎには注意を。

鶏のチャーシュー

	エネルギー	塩分	たんぱく質
1600~1800kcal	145kcal	0.7g	9.5g
1900~2100kcal	187kcal	0.8g	10.8g

材料 ● 3人分

		1600~1800kcal	1900~2100kcal
鶏もも肉（皮つき）		⅔枚（160g）	¾枚（180g）
ごま油		小さじ1	大さじ1
しょうが		1⅓かけ（20g）	1⅓かけ（20g）
A	酒	大さじ2⅔	大さじ2⅔
	みりん	大さじ2	大さじ2⅕
	しょうゆ（減塩）	大さじ1½	大さじ2
白髪ねぎ・香菜（シャンツァイ）		各少々	各少々

つくり方

1. 鶏肉は厚みの薄い部分に合わせて、広げるように切り込みを入れ、厚さを均等にする。巻き込みながら形を整え、タコ糸で結ぶ。
2. 深めの鍋にごま油を熱し、❶を入れて中火で表面に焼き色をつける。
3. 水カップ3（分量外）と薄く切ったしょうがを入れ、強火にする。沸騰したらアクを取り除く。
4. Aを加え、落としぶたをする。途中鶏肉を返しながら、汁けがなくなるまで30～40分ほど弱火で煮込む。
5. ❹を食べやすい厚さに切って、器に盛り、白髪ねぎと香菜を添える。

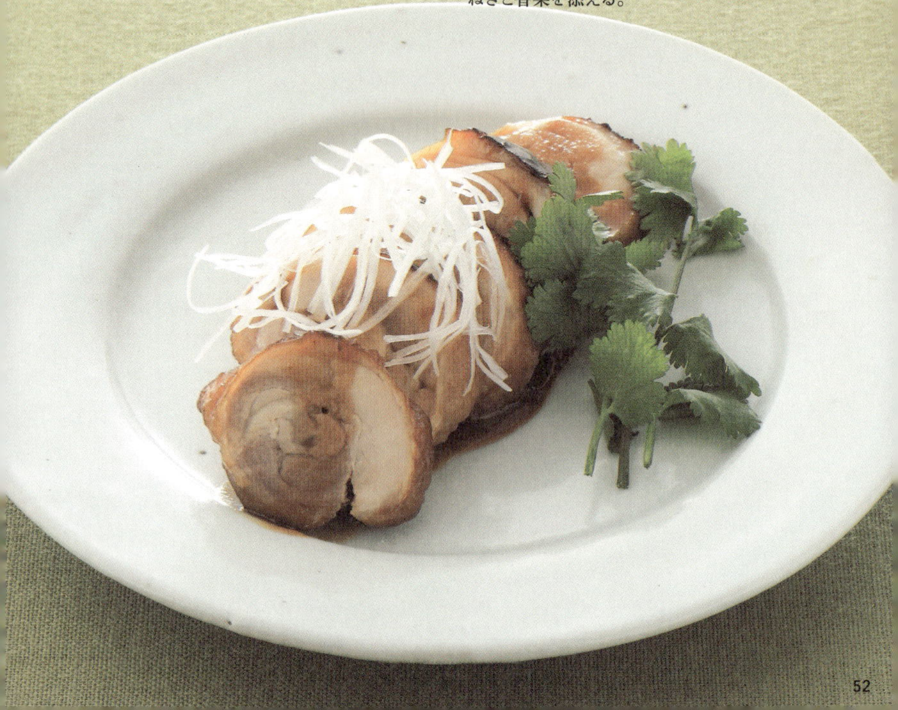

牛すじと根菜の黒酢煮込み

材料 ● 2人分

	1600~1800kcal	1900~2100kcal
牛すじ肉	50g	60g
しょうが	⅔かけ（10g）	⅔かけ（10g）
大根	3.5cm分（100g）	⅒本（120g）
にんじん	2cm分（30g）	2cm分（30g）
ごま油	小さじ2	大さじ1
A 酒	大さじ2	大さじ2
黒酢	カップ¼	カップ¼
砂糖	大さじ2 ⅕	大さじ2 ⅕
しょうゆ（減塩）	大さじ1	大さじ1 ⅓
みりん	小さじ2	大さじ1
青ねぎ（小口切り）	1本（6g）	1本（6g）

つくり方

1 牛肉は下ゆでして、一口大に切る。しょうがは薄く切り、大根とにんじんは乱切りにする。

2 鍋にごま油を熱し、牛肉としょうがをいためる。火が通ったら水カップ3（分量外）を入れ、30分ほど弱火でゆでる。

3 大根とにんじん、Aを加え、落としぶたをしてさらに30 ～ 40分煮含める。途中水分が足りなくなったら水を足す。

4 全体を混ぜ合わせたら、盛りつけ、青ねぎを散らす。

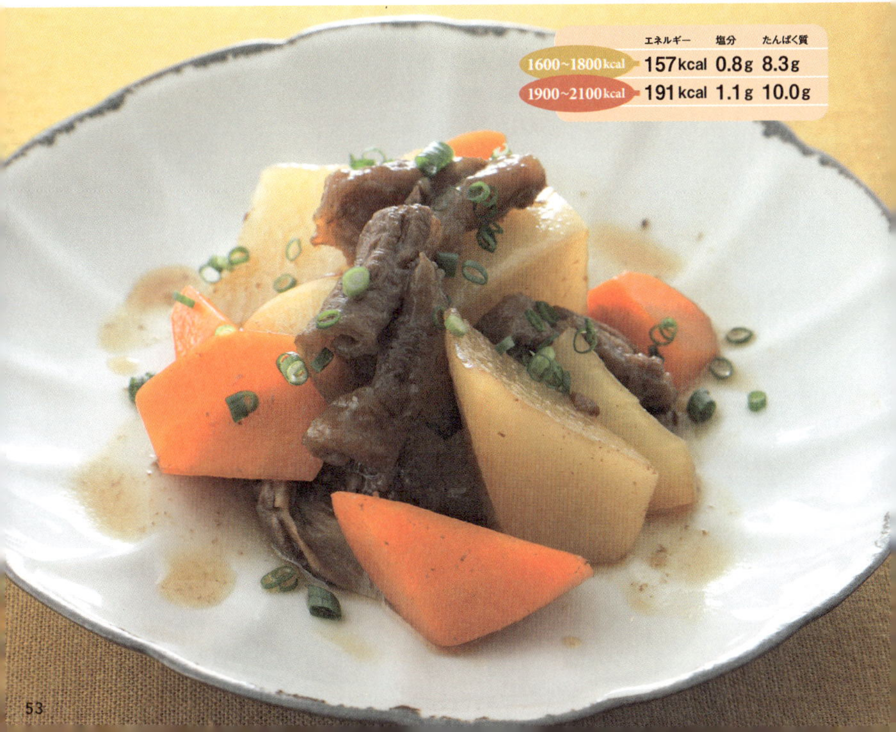

	エネルギー	塩分	たんぱく質
1600~1800kcal	157kcal	0.8g	8.3g
1900~2100kcal	191kcal	1.1g	10.0g

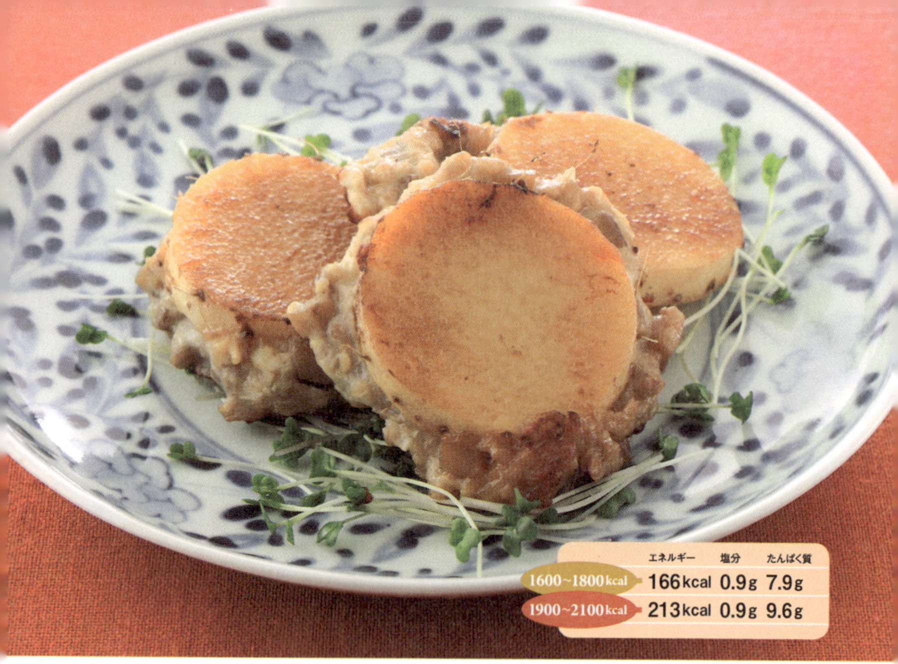

	エネルギー	塩分	たんぱく質
1600～1800kcal	166kcal	0.9g	7.9g
1900～2100kcal	213kcal	0.9g	9.6g

鶏肉と長いものつくね焼き

材料 ● 2人分

	1600～1800kcal	1900～2100kcal
鶏ひき肉	50g	65g
ごぼう	⅓本（60g）	⅓本強（70g）
ねぎ	⅕本（20g）	⅓本（30g）
しょうが	⅔かけ（10g）	⅘かけ（12g）
長いも	⅕個（50g）	⅕個強（55g）
貝割れ菜	¼パック（10g）	¼パック（10g）
A 昆布だし	カップ½	カップ½
A しょうゆ（減塩）	大さじ1	大さじ1
A みりん	大さじ1	大さじ1
A 酢	小さじ2	小さじ2
A 酒	小さじ1	小さじ1
B 卵白	1個分	1個分
B 酒	小さじ2	小さじ2
B かたくり粉	小さじ1	小さじ1
ごま油	大さじ1	大さじ1 ½

つくり方

1 ごぼうは粗みじん切りにし、ねぎとしょうがはそれぞれみじん切りにする。長いもは5㎜幅の輪切りに、貝割れ菜は根を切り落としておく。

2 鍋にごぼうとAを入れて、中火で柔らかくなるまで煮て、ざるにあげておく。煮汁はとっておく。

3 ボウルに❷のごぼうとひき肉、ねぎ、しょうが、Bを加えてよく練り、形を整えて片面に長いもをつける。

4 フライパンにごま油を熱し、中火で❸を肉の面から先に焼き、焼き色がついたら裏返して焼き色がつくまで焼く。❷の煮汁をからめ、貝割れ菜を敷いた器に盛りつける。

豚肉のトマト包みくし焼き

材料 ● 2人分

	1600~1800kcal	1900~2100kcal
豚肩ロース薄切り肉	80g	90g
小麦粉	少々	少々
トマト	小1個（120g）	1個（150g）
ししとうがらし	5本（10g）	9本（18g）
しいたけ	2枚（30g）	4枚（60g）
青じそ	6枚（6g）	6枚（6g）
サラダ油	小さじ2	大さじ1
塩・こしょう	各少々	各少々

お役立ち食材メモ

トマトは野菜の中でもグルタミン酸の量がトップクラスです。加熱すると甘みや酸味がより強調され、味つけも最小限で済むため、減塩にはもってこいの食材です。

つくり方

1 トマトはくし形に切る。ししとうがらしはそれぞれ数か所に穴をあける。しいたけは石づきをとる。

2 豚肉を広げ、小麦粉をふり、青じそとトマトを巻き、しいたけ、ししとうと一緒に串にさす。

3 フライパンにサラダ油を熱し、❷を焦がさないように返しながら、両面をじっくりと中火で焼く。

4 塩、こしょうをふり、器に盛り合わせる。

	エネルギー	塩分	たんぱく質
1600~1800kcal	157kcal	0.8g	8.0g
1900~2100kcal	197kcal	0.8g	9.5g

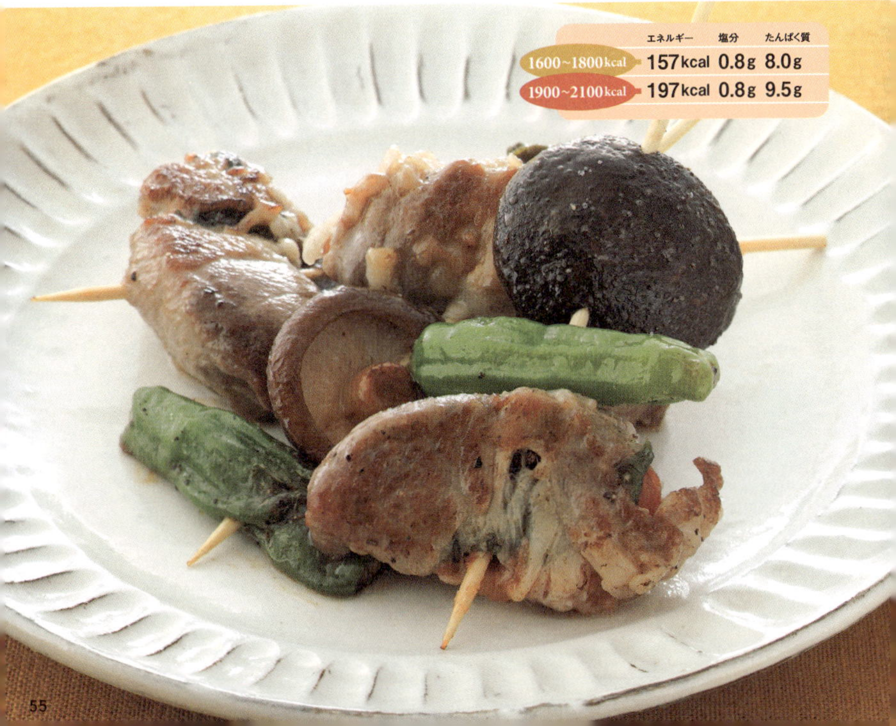

ロール豚肉とパプリカのソース煮

材料 ● 2人分

	1600~1800kcal	1900~2100kcal
豚肩ロース薄切り肉	80g	90g
小麦粉	小さじ½	小さじ2
たまねぎ	¼個（50g）	¼個（50g）
パプリカ（赤）	⅓個（40g）	¾個（90g）
パプリカ（黄）	⅓個（40g）	¾個（90g）
にんにく	½かけ（2.5g）	½かけ（2.5g）
サラダ油	小さじ2	大さじ1
A ウスターソース	小さじ2	小さじ2 ⅓
A ケチャップ	小さじ2	大さじ1
A 顆粒スープの素（洋風）	小さじ½	小さじ½
A 水	大さじ3	大さじ3

たんぱく質を減らす裏ワザ

豚肉はたんぱく質を多く含む食材。ロール状に丸めることで、ボリューム感、食べごたえが生まれ、少ない量でも、肉をしっかり食べた充実感が得られます。

つくり方

1 豚肉は、1枚ずつ内側に薄く小麦粉をふり、1枚ずつ丸め、表面にも薄く小麦粉をまぶす。たまねぎはくし形に、各パプリカは、乱切りにする。にんにくはみじん切りにする。

2 フライパンにサラダ油とにんにくを入れて弱火にかける。香りが出てきたら、豚肉を入れ、転がしながら表面を焼く。

3 肉に焼き色がついたら、たまねぎとパプリカを加えていため、Aを入れてからめる。

	エネルギー	塩分	たんぱく質
1600~1800kcal	178kcal	1.0g	7.8g
1900~2100kcal	236kcal	1.2g	9.3g

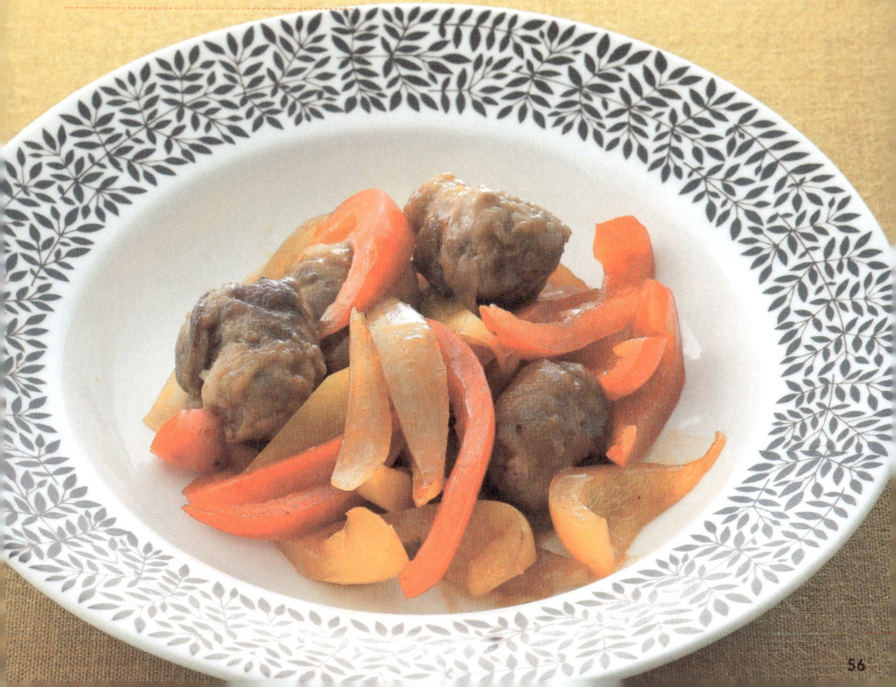

蒸し鶏のレモンじょうゆあえ

材料 ● 2人分

材料	1600~1800kcal	1900~2100kcal
鶏むね肉（皮つき）	65g	75g
かたくり粉	小さじ1	小さじ2
じゃがいも	⅔個（80g）	小1個（100g）
酒	大さじ2	大さじ2
A しょうゆ（減塩）	大さじ1	大さじ1 ⅓
A レモン汁	大さじ1	大さじ1
A ごま油	小さじ2	大さじ1
A 黒こしょう	少々	少々
サニーレタス	1枚（20g）	1枚（20g）
ラディッシュ（くし形切り）	2個（20g）	2個（20g）
きゅうり（小口切り）	⅓本（30g）	⅓本（30g）
レモンの皮（せん切り）	少々	少々

つくり方

1 鶏むね肉はそぎ切りにし、薄くかたくり粉をまぶす。じゃがいもはくし形に切る。

2 耐熱皿にじゃがいもを広げ、その上に鶏肉をのせて酒を回しかけ、ふんわりとラップをして、電子レンジに2分間かける。

3 ボウルにAと❷の蒸し汁を合わせる。

4 別のボウルに適当な大きさにちぎったサニーレタス、ラディッシュ、きゅうり、❷、❸を混ぜ合わせて器に盛りつけ、レモンの皮を散らす。

お役立ち食材メモ

じゃがいもは中½個(65g)食べてもたんぱく質は1g程度。エネルギー不足に陥りがちなたんぱく質制限の食事には、何かと使い勝手のよい食材です。

	エネルギー	塩分	たんぱく質
1600~1800kcal	151kcal	0.8g	8.2g
1900~2100kcal	193kcal	1.0g	9.6g

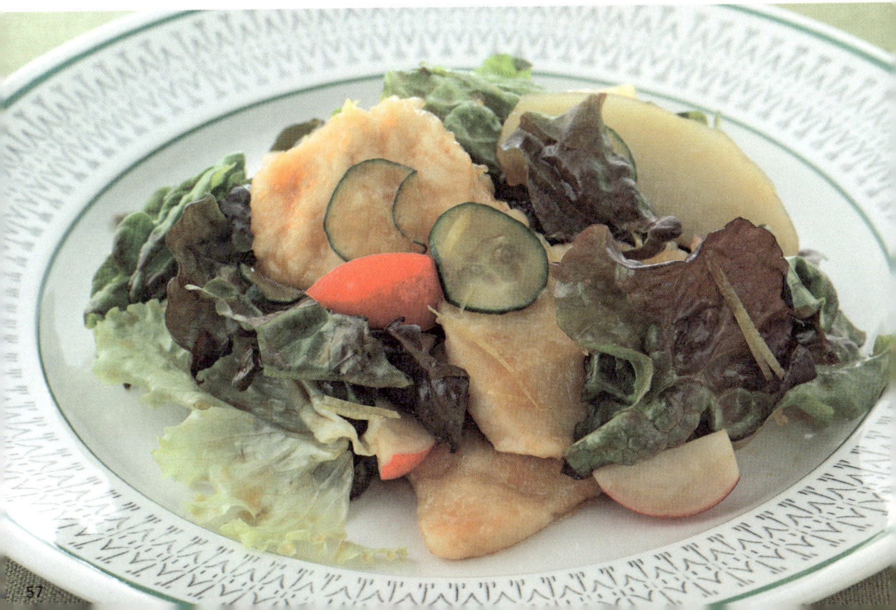

豚ひき肉のレタス包み煮

材料 ● 2人分

	1600~1800kcal	1900~2100kcal
豚ひき肉	65g	80g
えのきたけ	小⅓袋（30g）	小⅓袋（30g）
エリンギ	½本弱（25g）	½本弱（25g）
にら	⅙束（15g）	⅙束（15g）
しょうが	⅔かけ（10g）	⅔かけ（10g）
にんにく	½かけ（2.5g）	½かけ（2.5g）
A かたくり粉	小さじ2	小さじ2
酒	小さじ2	小さじ2
ごま油	小さじ2	大さじ1
豆板醤（トーバンジャン）	小さじ⅓	小さじ⅓
塩・こしょう	各少々	各少々
レタス	1½枚（30g）	2½枚（50g）
B 昆布だし	カップ½	カップ½
しょうゆ（減塩）	小さじ1	大さじ½
みそ（減塩）	小さじ1	大さじ½

つくり方

1 えのきたけとエリンギ、にらは細かく刻む。しょうがとにんにくはみじん切りにする。

2 ボウルに豚ひき肉と❶、Aを入れて練り混ぜる。

3 レタスをラップでふんわりと包み、電子レンジに1分間かける。

4 水けをきったレタスの上に❷を薄く広げ、端から巻く。

5 鍋にBを入れて火にかけ、❹を入れて落としぶたをし、5～6分間中火で煮る。

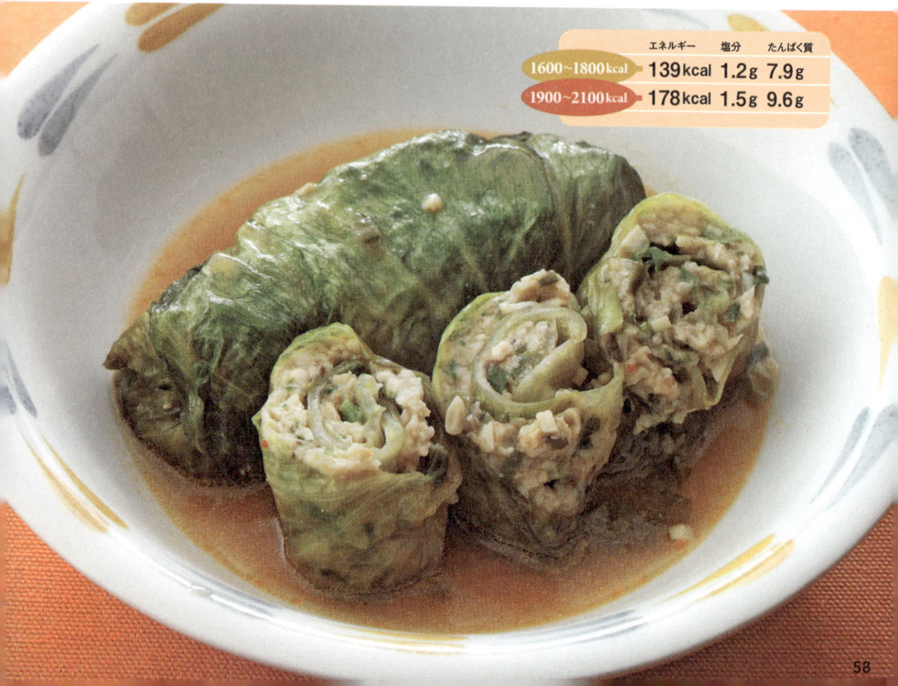

	エネルギー	塩分	たんぱく質
1600~1800kcal	139kcal	1.2g	7.9g
1900~2100kcal	178kcal	1.5g	9.6g

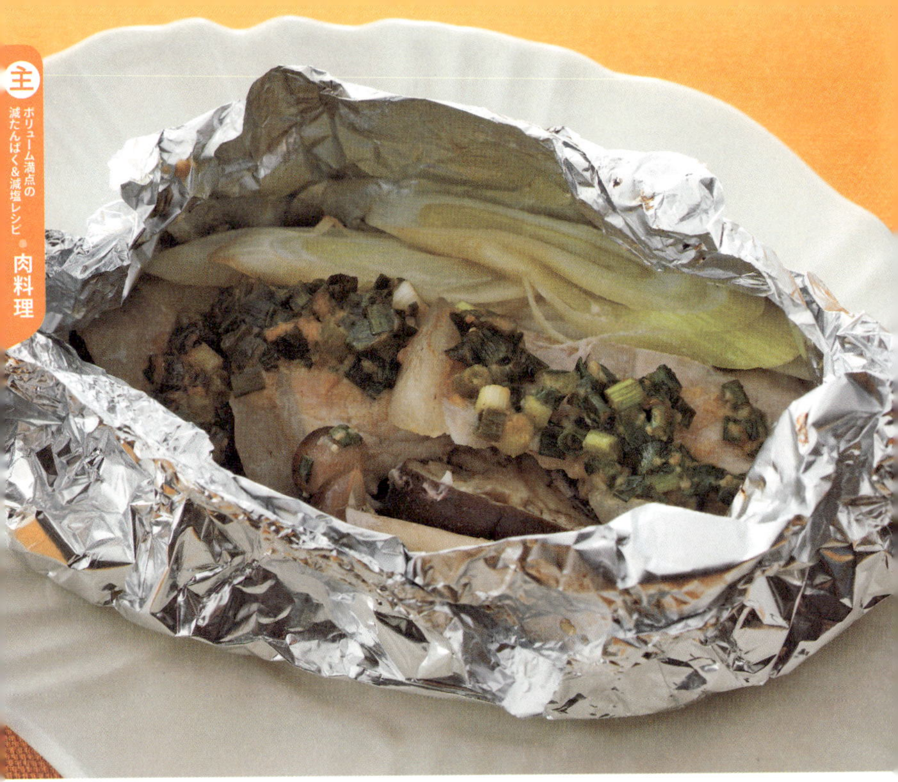

豚肉のホイル焼き

	エネルギー	塩分	たんぱく質
1600~1800kcal	145kcal	1.0g	8.1g
1900~2100kcal	179kcal	1.2g	9.3g

材料 ● 2人分

	1600~1800kcal	1900~2100kcal
豚ロース肉	60g	70g
ねぎ	½本（50g）	⅗本（60g）
なす	⅔個（50g）	⅔個（50g）
青ねぎ	2本（10g）	2本（10g）
しめじ	½袋（50g）	½袋（50g）
A みそ（減塩）	大さじ1 ⅙	大さじ1 ⅙
A ごま油	小さじ2	大さじ1
A しょうゆ（減塩）	小さじ1 ½	小さじ1 ½
A 酒	小さじ1	小さじ1
にんにく（すりおろす）	小さじ1	小さじ1
酒	小さじ2	小さじ2

つくり方

1 豚肉はそぎ切り、ねぎは斜め薄切り、なすは輪切り、青ねぎは小口切りにする。しめじはほぐす。

2 ボウルにAと青ねぎ、にんにくを入れて混ぜる。

3 アルミ箔《はく》を広げ、なす、豚肉をのせて❷を塗り、ねぎとしめじを添えて酒をふって包む。オーブントースターで15 ～ 20分加熱する。

塩分＆たんぱく質
控えめレシピ

魚料理

お役立ち食材メモ

今回はたいを使っていますが、すずき、ひらめなどにかえることも可能です。また、かつおやまぐろにかえることもできますが、白身魚よりたんぱく質量が多いので、食べる量は2割程度少なくしてください。

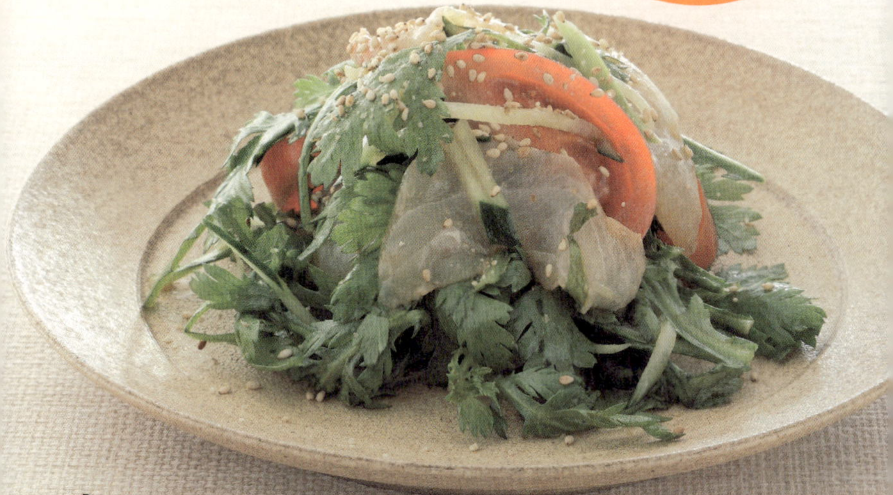

中国風 おさしみサラダ

	エネルギー	塩分	たんぱく質
1600~1800kcal	123kcal	0.9g	7.7g
1900~2100kcal	147kcal	1.1g	9.2g

材料 ● 2人分

		1600~1800kcal	1900~2100kcal
たい（さしみ用）		55g	65g
きゅうり		½本（50g）	⅔本（70g）
春菊		約¼束（50g）	約⅓束（70g）
トマト		⅔個（100g）	⅔個（100g）
A	酒	小さじ1	小さじ1
	酢	小さじ1	小さじ1
	しょうゆ（減塩）	小さじ1	小さじ1
	ごま油	小さじ1	小さじ1
B	中国風ドレッシング	大さじ1	大さじ1 ⅓
	ラー油	小さじ1	小さじ1 ½
白ごま		少々	少々

つくり方

1 たいはそぎ切りに、きゅうりはせん切りにする。春菊は葉先は摘み取り、軸は食べやすい大きさに切る。トマトはくし形に切る。

2 バットにAを入れてたいを並べ、途中返しながら20分ほど漬け込む。

3 ボウルにBを入れてよく混ぜ合わせ、きゅうり、春菊、トマトとたいを漬け汁ごと加えて全体をよくからめ、器に盛る。最後に白ごまをふる。

主

塩分&たんぱく質控えめレシピ ● 魚料理

いかとにんにくの芽のガーリックいため

材料 ● 2人分

	1600～1800kcal	1900～2100kcal
ほたるいか	100g	120g
オリーブ油	大さじ1 ½	大さじ1 ⅔
にんにく	1かけ（5g）	1かけ（5g）
にんにくの芽	1束（100g）	1 ⅕束（120g）
もやし	⅖袋（100g）	½袋（120g）
酒	大さじ1	大さじ1
塩・こしょう	各少々	各少々

つくり方

1 フライパンにオリーブ油と薄くスライスしたにんにくを入れ、弱火にかける。

2 香りが出てきたら、4cm長さに切ったにんにくの芽ともやし、ほたるいかを加えていためる。

3 ほたるいかの色がかわってきたら、酒を回しかけ、塩、こしょうをして器に盛りつける。

たんぱく質を減らす裏ワザ

ほたるいかのたんぱく質量は、やりいかやするめいかに比べて約35%も少なめ。エネルギー量はあまりかわらないので、いため物などでたっぷり食べたいときは、ほたるいかを使うと、たんぱく質量を気にせず調理できます。

	エネルギー	塩分	たんぱく質
1600～1800kcal	160kcal	0.7g	7.9g
1900～2100kcal	183kcal	0.9g	9.5g

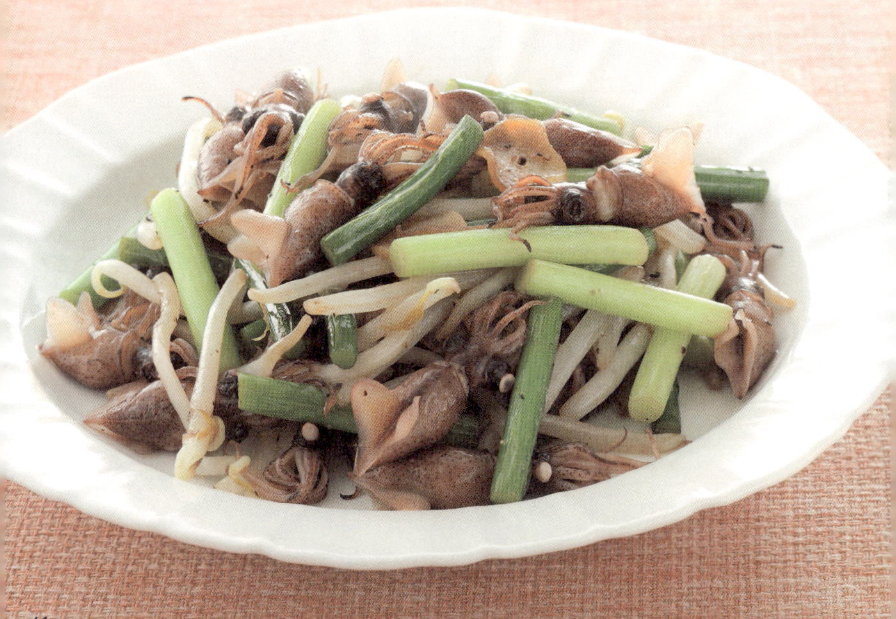

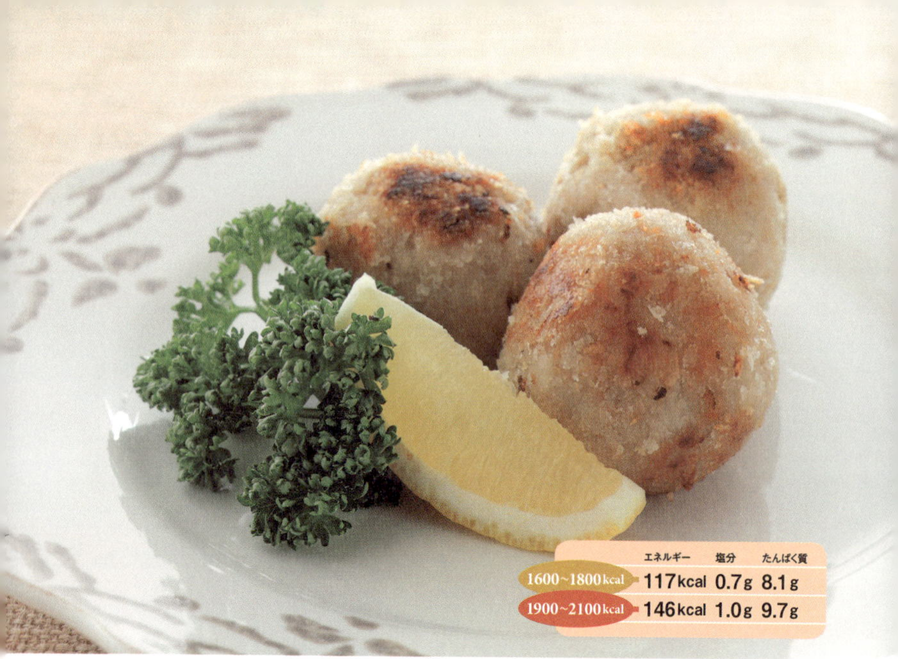

	エネルギー	塩分	たんぱく質
1600~1800kcal	117kcal	0.7g	8.1g
1900~2100kcal	146kcal	1.0g	9.7g

まぐろとれんこんのコロッケ

材料 ● 2人分

	1600~1800kcal	1900~2100kcal
まぐろ（赤身）	50g	60g
れんこん	⅓個（70g）	⅓個（70g）
たまねぎ	⅛個（25g）	⅕個（40g）
紅しょうが	20g	20g
しょうゆ（減塩）	小さじ2	小さじ2 ⅓
小麦粉	小さじ1	小さじ1
パン粉	少々	少々
サラダ油	小さじ2	大さじ1
パセリ	適宜	適宜
レモン（くし形切り）	⅙個（15g）	⅙個（15g）

お役立ち食材メモ

れんこんは、1本全部をおろさず、半量を刻むことで、ボリュームが出ます。今回のように2人分で1本使ってもたんぱく質量は多くないので、たっぷり使えます。ただし、1本（200g）につき880mgのカリウムが含まれています。カリウム制限がある場合は、使う量を少しだけ減らしましょう。

つくり方

1 まぐろは、包丁で細かくたたく。れんこんは、半分はみじん切りにし、半分はすりおろす。たまねぎと紅しょうがもみじん切りにする。

2 ボウルに❶としょうゆ、小麦粉を入れて混ぜ、6等分に分ける。丸く形を整え、ラップに包む。電子レンジに3分間かけ、ラップをはずして表面にパン粉をまぶす。

3 フライパンにサラダ油を熱し、❷を入れて転がしながら焼き色をつける。器に盛り、パセリとレモンを添える。

えびのカレーフリッター

材料 ● 2人分	1600～1800kcal	1900～2100kcal
えび（殻つき）	70g（正味）	80g（正味）
小麦粉	少々	少々
A［卵白	¼個分（8g）	⅓個分（10g）
塩	少々	少々
B［卵黄	1個分	1個分
小麦粉	小さじ½	小さじ1
カレー粉	小さじ1	小さじ1
揚げ油	適量	適量
カレー粉	少々	少々
クレソン（あれば）	少々	少々

つくり方

1 えびは、殻と背ワタを取り除く。

2 ボウルにAを入れてツノが立つまで泡立てる。Bも加え、全体にサックリ混ぜ合わせる。

3 ❶に薄く小麦粉をまぶし、❷にくぐらせる。170℃に熱した油でカラッと揚げ、器に盛る。クレソンを添え、カレー粉をふる。

	エネルギー	塩分	たんぱく質
1600～1800kcal	134kcal	0.7g	8.1g
1900～2100kcal	169kcal	0.7g	9.4g

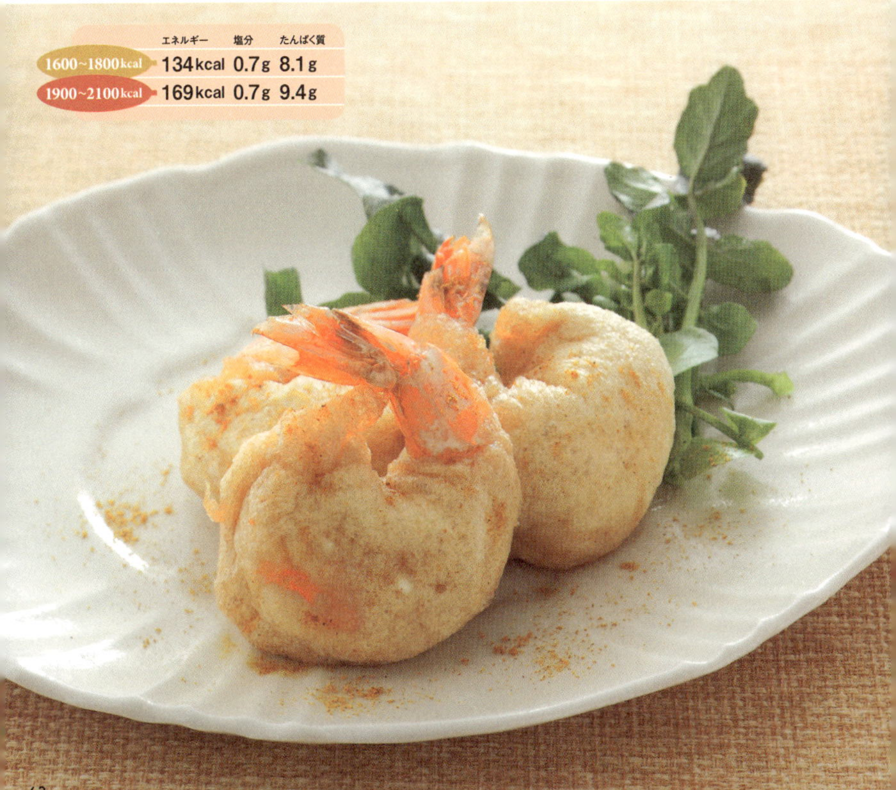

かじきまぐろのステーキ　黒酢ソース

材料 ● 2人分

	1600~1800kcal	1900~2100kcal
かじきまぐろ	75g	85g
小麦粉	少々	少々
ズッキーニ	½本（70g）	⅔本（90g）
サラダ油	大さじ1	大さじ1½
白ワイン	大さじ1	大さじ1
A 黒酢	大さじ2	大さじ2
A しょうゆ（減塩）	大さじ1	小さじ3⅓
A みりん	大さじ1	大さじ1
A 砂糖	小さじ1	小さじ1

	エネルギー	塩分	たんぱく質
1600~1800kcal	144kcal	0.6g	7.9g
1900~2100kcal	183kcal	0.8g	9.2g

つくり方

1 かじきまぐろには、薄く小麦粉をまぶしておく。ズッキーニは5㎜幅の輪切りにする。

2 フライパンにサラダ油を熱し、ズッキーニを両面焼く。フライパンのあいているスペースにかじきまぐろも加え、両面をこんがり焼く。白ワインと水大さじ1（分量外）を回しかけて2～3分焼き、器に盛る。

3 混ぜ合わせたAを❷のフライパンに入れ、沸騰させてソースをつくり、盛りつけたステーキにかける。

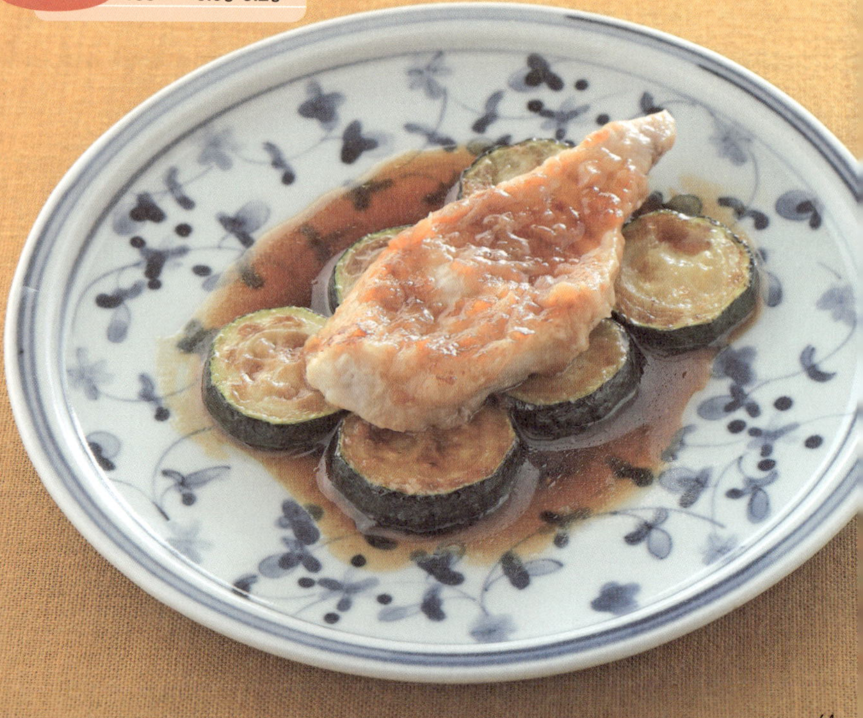

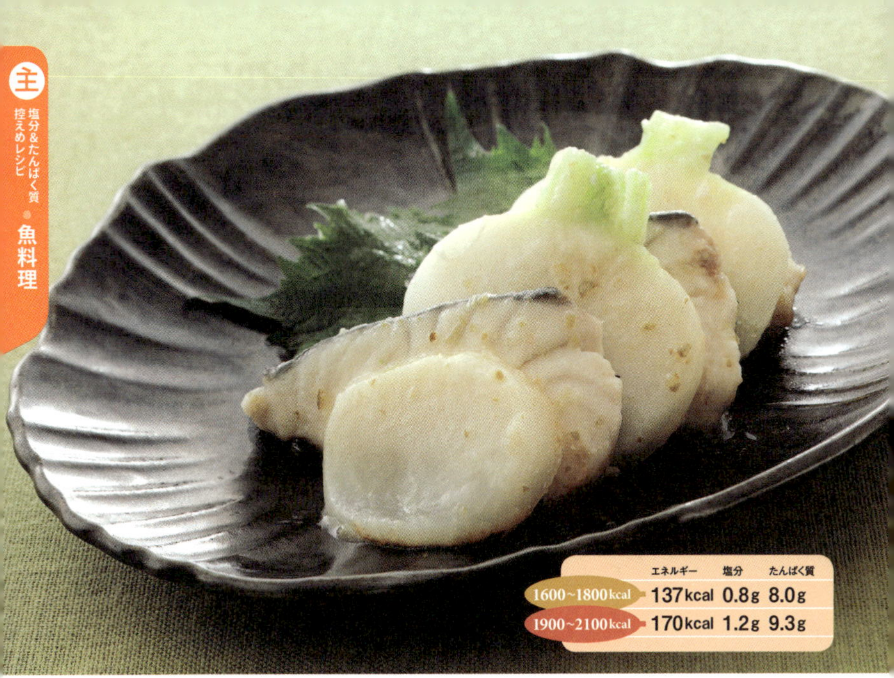

	エネルギー	塩分	たんぱく質
1600~1800kcal	137kcal	0.8g	8.0g
1900~2100kcal	170kcal	1.2g	9.3g

さわらのゆずこしょう焼き

材料 ● 2人分

	1600~1800kcal	1900~2100kcal
さわら	75g	85g
小麦粉	少々	少々
かぶ	小1個（60g）	小1個（60g）
サラダ油	大さじ1	大さじ1 ⅓
A ゆずこしょう	小さじ1	小さじ1 ½
酒	小さじ1	小さじ1
みりん	小さじ1	小さじ1
しょうゆ（減塩）	小さじ½	小さじ1
水	大さじ2	大さじ2 ½
青じそ	4枚（4g）	4枚（4g）

すぐに役立つ！ 調理の裏ワザ

よく見かけるようになった「ゆずこしょう」。ゆずの皮と青唐辛子、塩が原料で小さじ1杯に含まれる塩分量は1.2gです。ピリッとした味で風味もよく、少量でも存在感抜群。鍋はもちろん、オリーブ油に溶かしてドレッシングにするのもおすすめ。

つくり方

1 さわらはそぎ切りに、かぶは茎を2㎝ほど残して縦に3㎜幅の薄切りにする。

2 さわらの片面に小麦粉をまぶし、かぶと交互にはさむ。

3 フライパンにサラダ油を熱し、❷を並べ、油をスプーンでかけながら表面を焼く。

4 混ぜ合わせたAをかけてふたをし、2～3分蒸し焼きにし、青じそを敷いた器に盛りつける。

かつおと野菜の焼きびたし

材料 ● 2人分

	1600~1800kcal	1900~2100kcal
かつお	55g	65g
ししとうがらし	9本（18g）	9本（18g）
パプリカ（赤）	⅓個（40g）	⅓個（40g）
パプリカ（黄）	⅓個（40g）	⅓個（40g）
サラダ油	大さじ1 ½	大さじ1 ⅔
A ナムプラー	小さじ1	小さじ1 ½
砂糖	小さじ1	小さじ1
一味唐辛子	少々	少々
レモン汁	大さじ2	大さじ2
水	大さじ2	大さじ3

つくり方

1 かつおは3～4㎜厚さに切る。ししとうがらしは、ようじで数か所穴をあけておく。パプリカは、それぞれ乱切りにする。

2 フライパンにサラダ油を熱し、❶を入れて、返しながら焼く。

3 バットに❷を並べ、混ぜ合わせたAとからませ、10～15分ほど漬け込む。

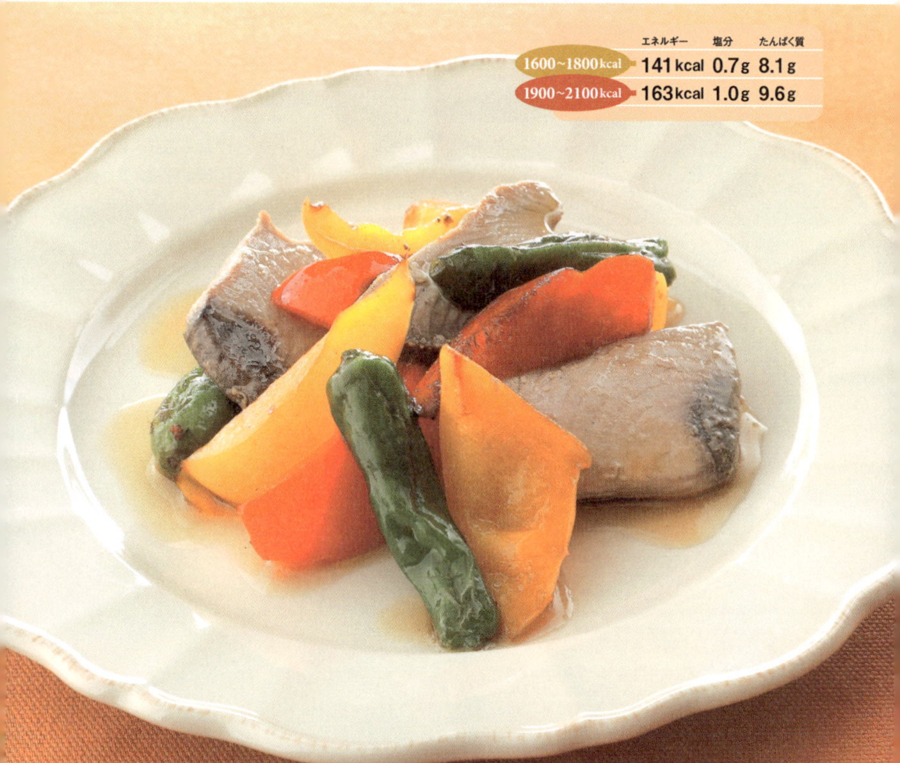

	エネルギー	塩分	たんぱく質
1600~1800kcal	141kcal	0.7g	8.1g
1900~2100kcal	163kcal	1.0g	9.6g

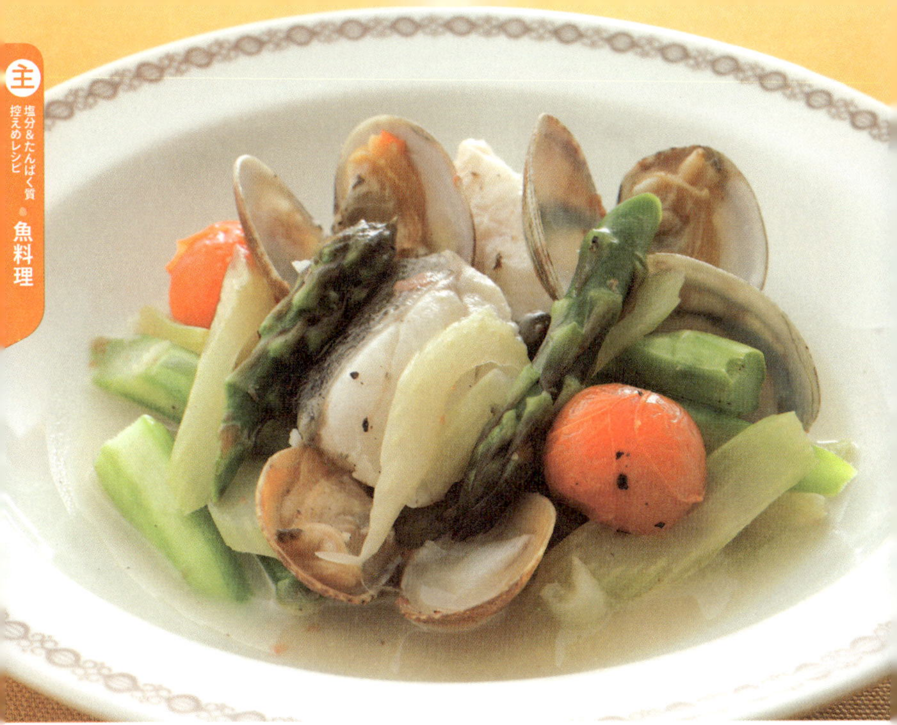

アクアパッツァ

	エネルギー	塩分	たんぱく質
1600~1800kcal	122kcal	0.6g	7.7g
1900~2100kcal	156kcal	0.7g	9.6g

材料 ● 2人分	1600~1800kcal	1900~2100kcal
たら	60g	75g
あさり（殻つき）	75g	100g
にんにく	1かけ（5g）	1かけ（5g）
セロリ	⅔本（100g）	⅔本（100g）
グリーンアスパラガス	1½本（30g）	2本（40g）
ミニトマト	4個（60g）	大5個（80g）
ケイパー（あれば）	小さじ1	小さじ1
白ワイン	大さじ2	大さじ2
バター（無塩）	大さじ1½	大さじ2
黒こしょう	少々	少々

つくり方

1 たらは、大きめの一口大に切る。あさりは砂抜きをしておく。にんにくは薄くスライスし、セロリは筋を取って斜め薄切りにする。アスパラガスは乱切りにする。ミニトマトはヘタを取っておく。

2 フライパンに❶を、できるだけ均等に並べる。

3 （あれば）ケイパーを加え、白ワインを回しかけてふたをし、強火にかける。あさりの殻があいたらふたを取り、強火にしてバターを加える。蒸し汁を全体にかけながら混ぜ合わせ、黒こしょうをふる。

たんぱく質控えめ!

卵&大豆製品料理

	エネルギー	塩分	たんぱく質
1600~1800kcal	175kcal	0.5g	7.9g
1900~2100kcal	200kcal	0.8g	9.2g

納豆と山いものおやき

材料 ● 2人分	1600~1800kcal	1900~2100kcal
山いも	¾個強（150g）	1個弱（180g）
青ねぎ	5~6本（30g）	5~6本（30g）
黒ごま・白ごま	各大さじ½	各大さじ½
納豆	¼パック（25g）	小1パック（30g）
小麦粉	大さじ1	大さじ1
しょうゆ（減塩）	小さじ2	大さじ1
削り節	1g	1g
さくらえび	1g	1g
サラダ油	小さじ1	小さじ1
酒	大さじ1	大さじ1
貝割れ菜	¼パック（10g）	¼パック（10g）

つくり方

1 山いもはすりおろす。青ねぎは小口切りにする。黒ごまと白ごまは混ぜ合わせておく。

2 ボウルに山いも、納豆、青ねぎ、小麦粉、しょうゆ、削り節、さくらえびを入れて、混ぜ合わせる。

3 フライパンにサラダ油をなじませ、❷を⅙等分して1つずつ流し入れ、スプーンなどで形を整え平たくのばし、ごまを散らす。

4 底面に焼き色がついてきたら、裏返してさらに2～3分焼く。酒を回し入れてからめながら焼き、貝割れ菜を敷いた器に盛りつける。

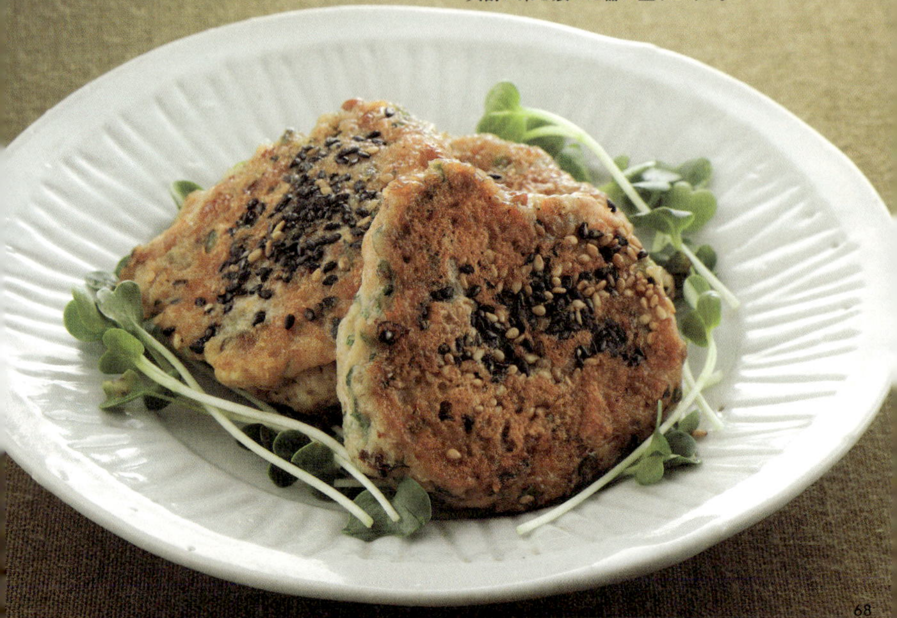

ぎせい豆腐

	エネルギー	塩分	たんぱく質
1600~1800kcal	143kcal	1.0g	8.0g
1900~2100kcal	173kcal	1.0g	9.0g

材料 ● 2人分

	1600~1800kcal	1900~2100kcal
木綿豆腐	⅓丁(100g)	⅖丁(120g)
きくらげ(乾)	2g	2g
えのきたけ	小⅓袋(30g)	小⅓袋(30g)
にんじん	2cm分(30g)	2cm分(30g)
しょうが	⅔かけ(10g)	⅔かけ(10g)
さやいんげん	4本(28g)	4本(28g)
A 昆布だし	カップ½	カップ½
酒	大さじ1	大さじ1
しょうゆ(減塩)	大さじ1	小さじ3 ⅓
みりん	小さじ2	小さじ2
卵	小1個(45g)	1個(50g)
サラダ油	小さじ2	大さじ1
青じそ	4枚(4g)	4枚(4g)
大根おろし	1.5cm分(50g)	1.5cm分(50g)

つくり方

1 木綿豆腐はペーパータオルで包み、電子レンジに2分間かけて水きりする。きくらげは水で戻してせん切りに、えのきたけは根元を切り落として3等分に切る。にんじんとしょうがはせん切りに、さやいんげんは斜め切りにする。

2 鍋にAときくらげ、えのきたけ、にんじん、さやいんげん、しょうがを入れて火にかけ、弱火で5分ほど煮含める。

3 ボウルに卵を溶きほぐし、くずした豆腐と粗熱のとれた❷を煮汁ごと加えて混ぜる。

4 卵焼き用のフライパンにサラダ油をなじませ、❸を流し入れ、弱火で焼く。

5 焼き色がついたら裏返し、さらに7～8分ほど焼く。適当な大きさに切り分け、青じそを敷いた器に盛りつけ、大根おろしを添える。

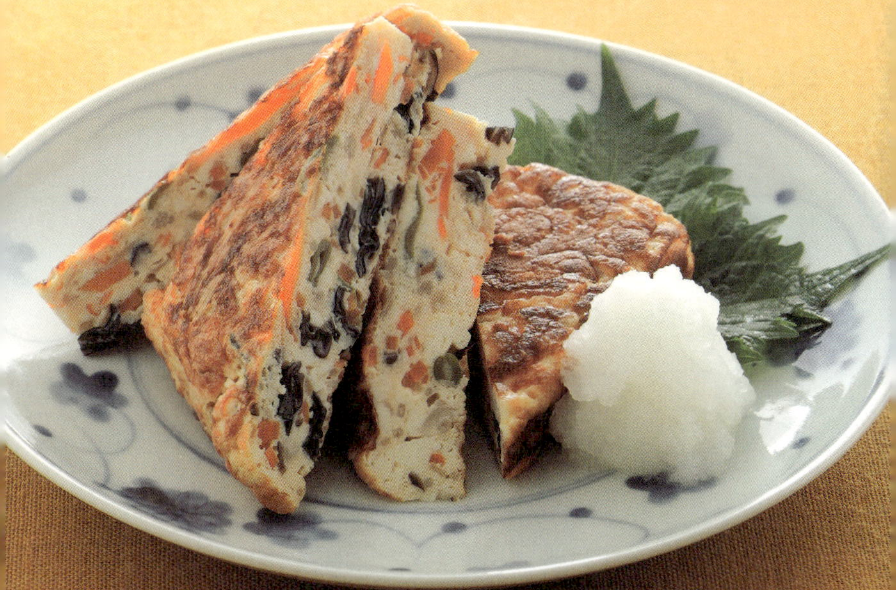

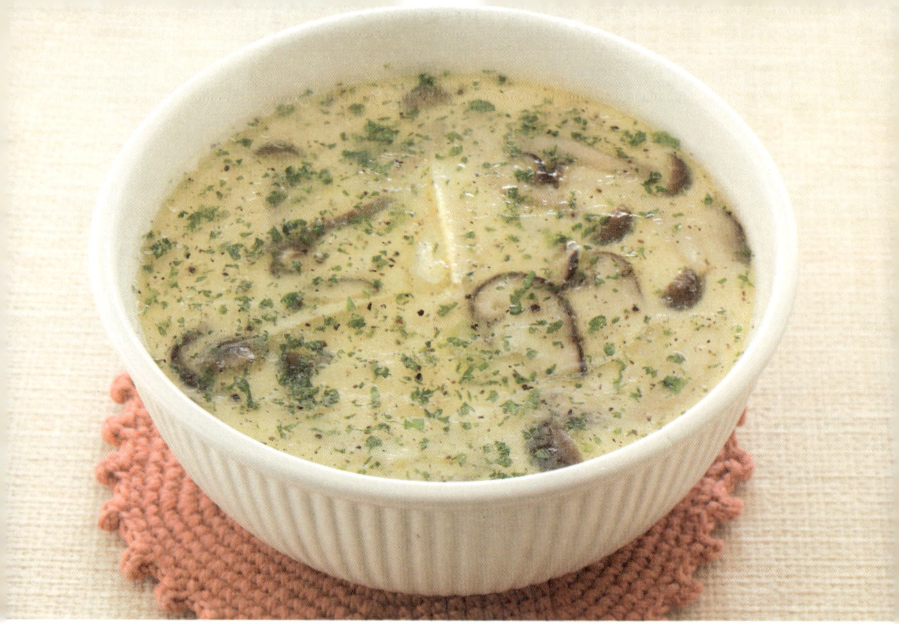

洋風茶碗蒸し

	エネルギー	塩分	たんぱく質
1600~1800kcal	155kcal	1.0g	8.0g
1900~2100kcal	182kcal	1.1g	9.0g

材料 ● 2人分

		1600~1800kcal	1900~2100kcal
しいたけ		2枚（30g）	3枚（45g）
しめじ		½袋（50g）	⅘袋（80g）
ねぎ		10㎝（15g）	⅕本（20g）
たけのこ（水煮）		30g	50g
オリーブ油		小さじ2	大さじ1
白ワイン		小さじ2	小さじ2
卵		2個（100g）	2個（100g）
A	白ワイン	小さじ1	小さじ1
	顆粒スープの素（洋風）	小さじ⅓	小さじ½
	塩	少々	少々
	湯	カップ2	カップ2
パセリ（みじん切り）		少々	少々
B	フレンチドレッシング	小さじ2	小さじ2
	かたくり粉	小さじ1	小さじ1
	黒こしょう	少々	少々
	水	カップ¼	カップ¼

つくり方

1 しいたけは薄くスライスする。しめじはほぐす。ねぎは小口切りに、たけのこはくし形に切る。

2 フライパンにオリーブ油を熱し、❶を入れていため、白ワインを回し入れる。水分がなくなったら、火をとめる。

3 ボウルに卵を割りほぐし、Aを混ぜ合わせて一度こす。

4 器に❷を入れ、❸を注ぎ入れる。

5 蒸気の上がった蒸し器に❹を入れて、ごく弱火で18～20分加熱する。

6 鍋にパセリとBを入れて、混ぜながら火にかけ、とろみがついたら❺にかける。

厚揚げの香味みそ焼き

材料 ● 2人分	1600~1800kcal	1900~2100kcal
厚揚げ	1⅓枚（130g）	1⅔枚（160g）
ねぎ	⅕本（20g）	⅕本（20g）
しょうが	1かけ（15g）	1かけ（15g）
らっきょう（甘酢漬け）	約2個（20g）	約2個（20g）
A みそ（減塩）	小さじ2	大さじ1
砂糖	小さじ1	小さじ1½
昆布だし	小さじ1	小さじ1
酒	小さじ1	小さじ2
青じそ（せん切り）	2枚（2g）	2枚（2g）

つくり方

1 厚揚げは熱湯をかけて油抜きし、厚みを半分に。ねぎ、しょうが、らっきょうはみじん切りに。

2 ボウルにAを混ぜ合わせ、ねぎ、しょうが、らっきょうを入れてさらに混ぜ合わせる。

3 厚揚げの切った面に❷を塗り、1枚の形に合わせ、オーブントースターで焼き色がつくまで3～4分焼く。

4 半分に切り、器に盛りつけ、青じそを散らす。

	エネルギー	塩分	たんぱく質
1600~1800kcal	124kcal	0.7g	7.7g
1900~2100kcal	152kcal	1.0g	9.5g

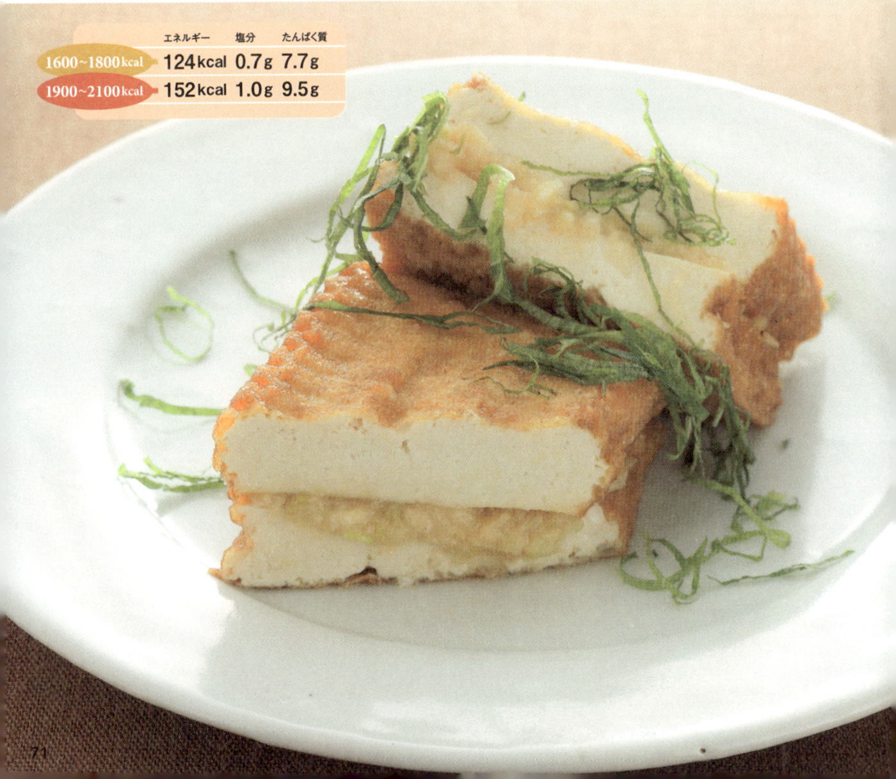

慢性腎臓病治療と食事指導の現場から①

糖尿病性腎症から透析になる患者が増えている

糖尿病の合併症のなかで非常に多く発症する

糖尿病は、血液中のブドウ糖の量をコントロールするインスリンというホルモンの量が不足、あるいは働きが悪くなって血糖値が高くなる病気です。

糖尿病では血液中に大量のブドウ糖があり、これが血管にダメージを与えます。

腎臓の濾過《ろか》機能を担う糸球体《しきゅうたい》は、毛細血管のかたまりのような組織なので、血管が傷つけられると腎機能が低下してしまうのです。

さらに、腎機能が低下すると血中のインスリンの濾過や排出がスムーズにできなくなり、インスリンが血中に残って血糖値のコントロールがむずかしくなります。それがさらに、腎臓に負担を強いることになります。

糖尿病性腎症から腎不全に至り、人工透析になる人は非常に多く、透析患者全体の約43%を占めています。糖尿病性腎症は糖尿病の合併症のなかでも非常に多いので、できるだけ早期に治療を開始することが肝心です。

尿検査などで早期発見することが大事

糖尿病性腎症は、糖尿病になってから10～20年ほどで発症することが多く、いったん発症すると、急速に進行します。

腎機能が低下して尿たんぱくが出る前に発見するには、「微量アルブミン尿」という検査が有効です。

発症で食事制限の方針が大きくかわる

糖尿病の場合は血糖コントロールが最優先ですから、摂取エネルギーを決め、糖質や脂質、たんぱく質をバランスよくとることが基本です。しかし、糖尿病性腎症を発症すると食事療法を行う上でのポイントがかわります。

腎臓の負担を軽減するため、たんぱく質を減らし、その分のエネルギー量を糖質や脂質で補うようになります。これまでのバランスのよい食事とは少し内容が異なってきます。

たんぱく質が少ないでんぷん製品を活用して、適正エネルギーの範囲内で食べることが大切。まずは医師や管理栄養士から食事指導を受けてください。

減塩で、野菜中心のメニュー！

副菜レシピ

どんな主菜にも合わせやすく、
満足感のある副菜14品を紹介します。

主菜 + 副菜 + 汁物 〔+ プラスワン デザート〕

かぶの帆立てあんかけ

材料 ● 2人分

	1600~1800kcal	1900~2100kcal
かぶ	1 ½個 (100g)	1 ⅔個 (120g)
酒	大さじ1	大さじ1
帆立て貝柱 (水煮缶)	⅒缶 (12g)	⅙缶 (20g)
しょうが	⅓かけ (5g)	⅓かけ (5g)
A 酒	大さじ1	大さじ1
しょうゆ (減塩)	小さじ2	小さじ2
ごま油	小さじ1	小さじ1 ½
かたくり粉	小さじ1	大さじ1
水	大さじ2	大さじ3

つくり方

1. かぶは、茎の部分を切り落とす。帆立て貝柱は粗く刻み、しょうがはせん切りにする。
2. 耐熱皿にかぶをのせ、酒を回しかけ、ふんわりとラップをして電子レンジに2分間かける。
3. 鍋にAとしょうがを入れて混ぜながら火にかける。とろみがついてきたら、帆立て貝柱も加えて混ぜる。
4. 器にかぶをのせて、❸をかける。

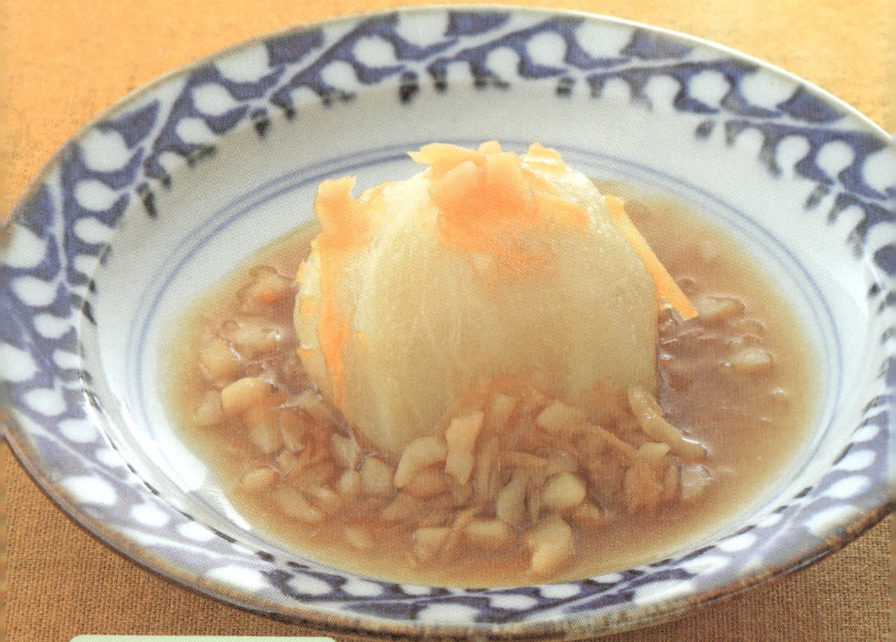

	エネルギー	塩分	たんぱく質
1600~1800kcal	46kcal	0.8g	2.0g
1900~2100kcal	61kcal	0.9g	2.9g

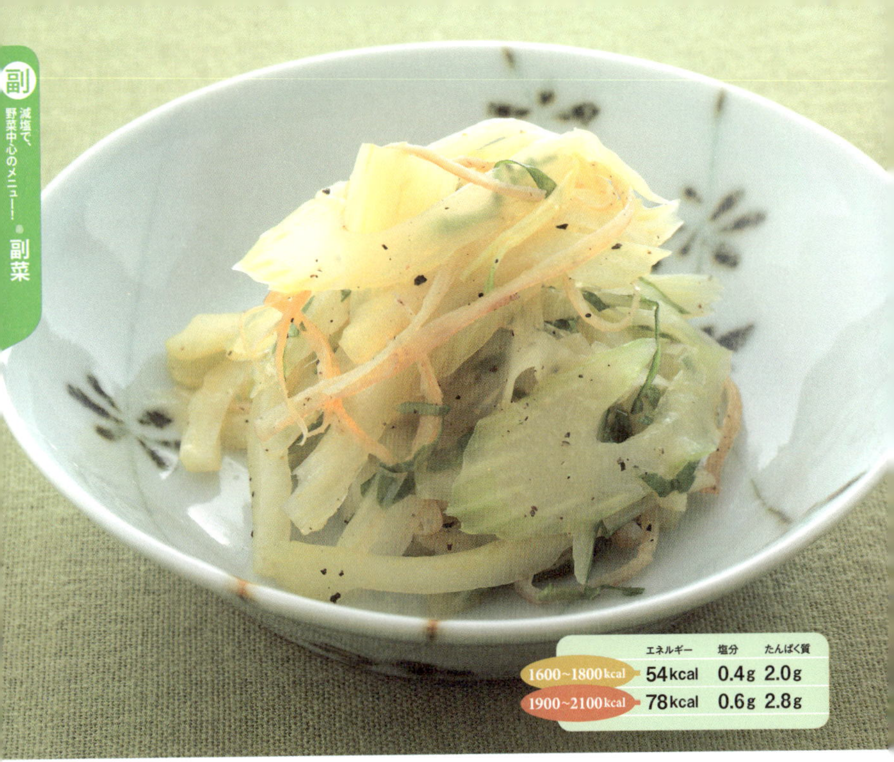

	エネルギー	塩分	たんぱく質
1600~1800kcal	54kcal	0.4g	2.0g
1900~2100kcal	78kcal	0.6g	2.8g

セロリのもみ漬け

材料 ● 2人分

	1600~1800kcal	1900~2100kcal
セロリ	⅔本（100g）	1本（120g）
セロリの葉	少々	少々
さきいか	4g	6g
A［オリーブ油	小さじ2	大さじ1
顆粒スープの素（洋風）	小さじ¼	小さじ⅓
黒こしょう	少々	少々

すぐに役立つ! 減塩の裏ワザ

さきいかを食感のアクセントと味つけに利用しました。もともと味の濃い食材を利用した場合、塩を入れなくても、もの足りなさは感じません。こしょうも味のアクセントに活躍します。

つくり方

1 セロリは筋を取り、斜め薄切りにする。セロリの葉はせん切りにする。

2 沸騰した湯に❶を入れ、10秒ほどゆで、ざるにあげる。

3 よく水けをきり、さきいかとAを混ぜ合わせて、器に盛る。

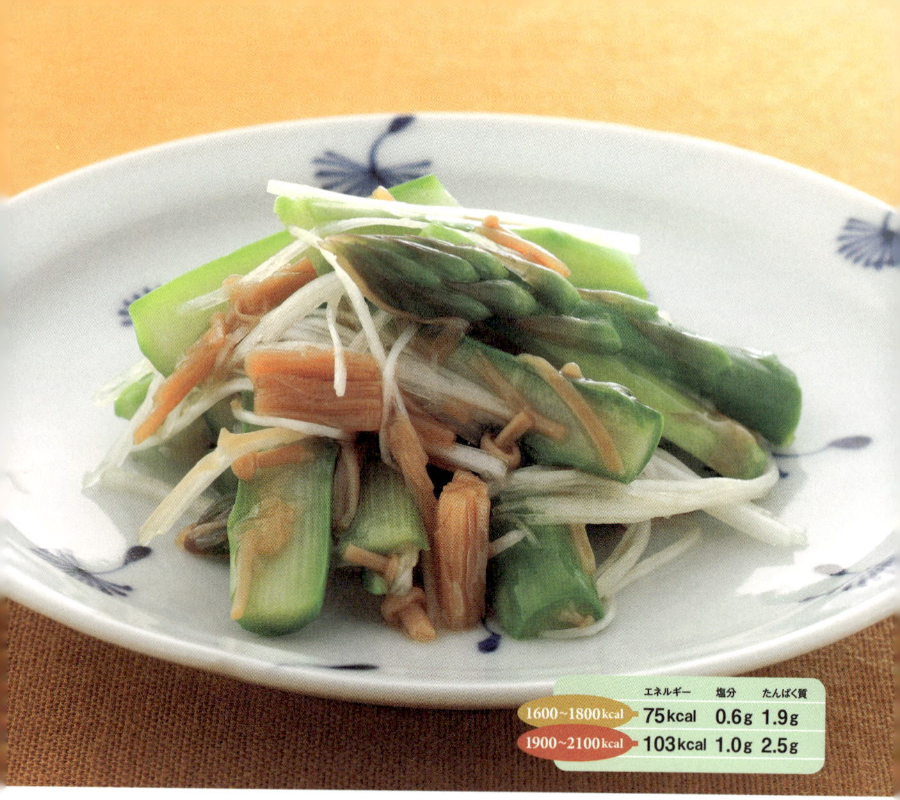

	エネルギー	塩分	たんぱく質
1600~1800kcal	75kcal	0.6g	1.9g
1900~2100kcal	103kcal	1.0g	2.5g

アスパラガスのなめたけあえ

材料 ● 2人分

	1600~1800kcal	1900~2100kcal
グリーンアスパラガス	5本（100g）	6本（120g）
ねぎ	⅕本（20g）	½本（50g）
サラダ油	大さじ1	大さじ1⅓
なめたけ	30g	45g

すぐに役立つ! 減塩の裏ワザ

なめたけだけで味つけしたあえもの。なめたけは豆腐やゆで野菜にかけたりと、使い勝手のいい加工食品。ただし、塩分が高めなので、使いすぎには注意を。

つくり方

1 アスパラガスははかまを取り、縦半分に切って3～4等分にする。ねぎはせん切りにする。

2 フライパンにサラダ油を熱し、❶を火が通るまでいためる。

3 粗熱が取れたら、なめたけであえる。

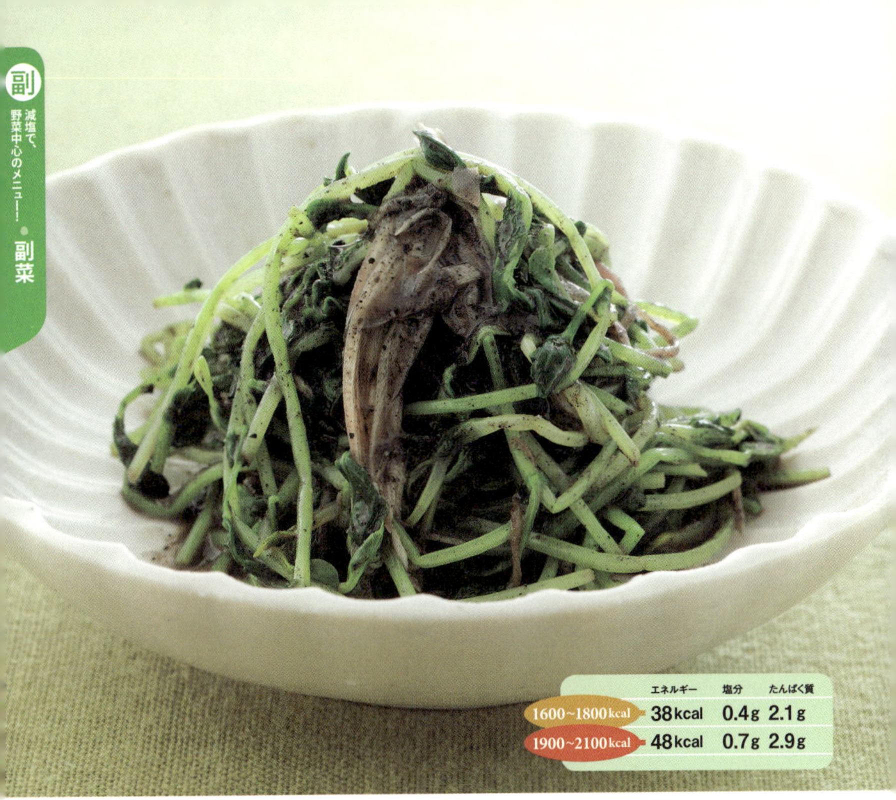

	エネルギー	塩分	たんぱく質
1600~1800kcal	38kcal	0.4g	2.1g
1900~2100kcal	48kcal	0.7g	2.9g

豆《トー》苗《ミャオ》のごまびたし

材料 ● 2人分

		1600~1800kcal	1900~2100kcal
豆苗（トーミャオ）		約⅕袋（40g）	約⅓袋（60g）
みょうが		1個（10g）	1個（10g）
A	酢	大さじ1	大さじ1 ⅓
	黒ねりごま	小さじ1	小さじ1
	白すりごま	少々	少々
	しょうゆ（減塩）	小さじ1 ½	小さじ2 ⅔
	砂糖	小さじ1	小さじ1 ½

つくり方

1 豆苗は熱湯でサッとゆでる。みょうがはせん切りにする。

2 ボウルにAをよく混ぜ合わせ、水けをきった豆苗とみょうがをあえる。

お役立ち食材メモ

豆苗には、動脈硬化を予防したりコレステロールを排出する食物繊維が豊富です。加熱しすぎてしまうと、独特の風味が損なわれるので、サッとゆでる程度に。

絹さやの のりあえ

	エネルギー	塩分	たんぱく質
1600~1800kcal	54kcal	0.4g	1.9g
1900~2100kcal	80kcal	0.7g	2.8g

材料 ● 2人分

	1600~1800kcal	1900~2100kcal
絹さや	30枚（60g）	40枚（80g）
青ねぎ	2本（10g）	4本（20g）
のり（つくだ煮）	10g	15g
ごま油	小さじ2	大さじ1
しょうゆ（減塩）	小さじ½	小さじ1

つくり方

1 絹さやは、筋を取って熱湯でサッとゆでる。青ねぎは3～4cm長さに切る。

2 ボウルにのりのつくだ煮、ごま油、しょうゆを入れて混ぜ、❶も加えてあえる。

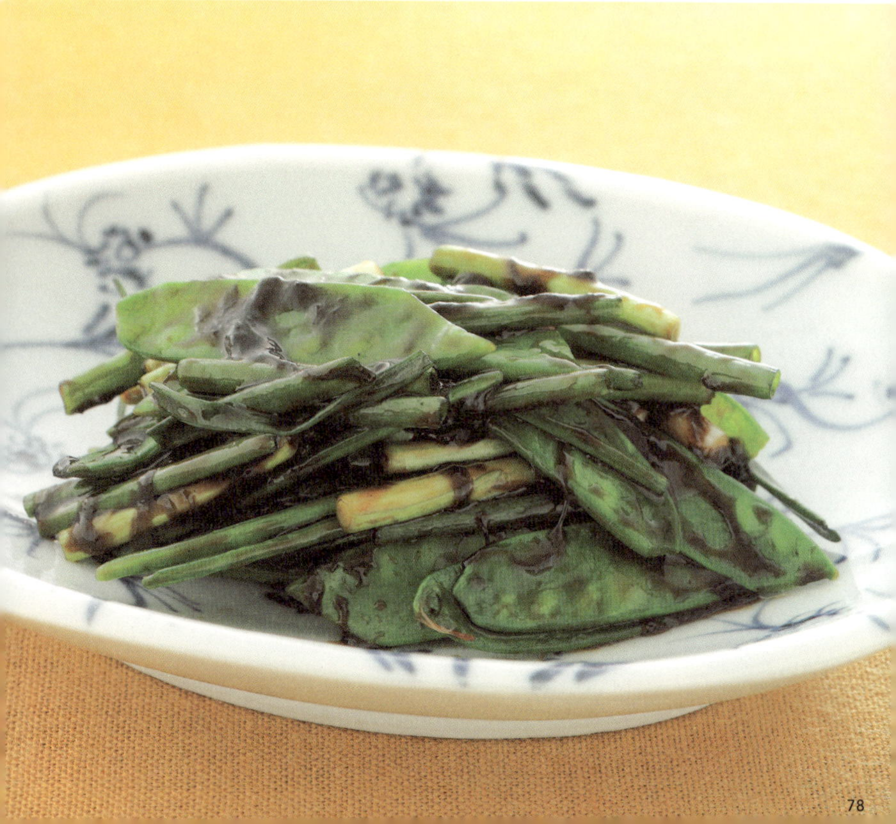

キャベツとベーコンの洋風煮

	エネルギー	塩分	たんぱく質
1600~1800kcal	73kcal	0.4g	2.0g
1900~2100kcal	93kcal	0.5g	2.7g

材料 ● 2人分	1600~1800kcal	1900~2100kcal
キャベツ	⅙個（200g）	⅙個（200g）
ベーコン	1枚（10g）	2枚（20g）
オリーブ油	大さじ½	大さじ½
顆粒スープの素（洋風）	小さじ⅓	小さじ⅓
水	カップ½	カップ½
黒こしょう	少々	少々

つくり方

1 くし形に2等分したキャベツそれぞれにベーコンを巻きつけ、オリーブ油を熱したフライパンで表面を軽く焼く。

2 ❶に顆粒スープの素と水を加え、中火で7～8分煮る。器に盛りつけ、黒こしょうをふる。

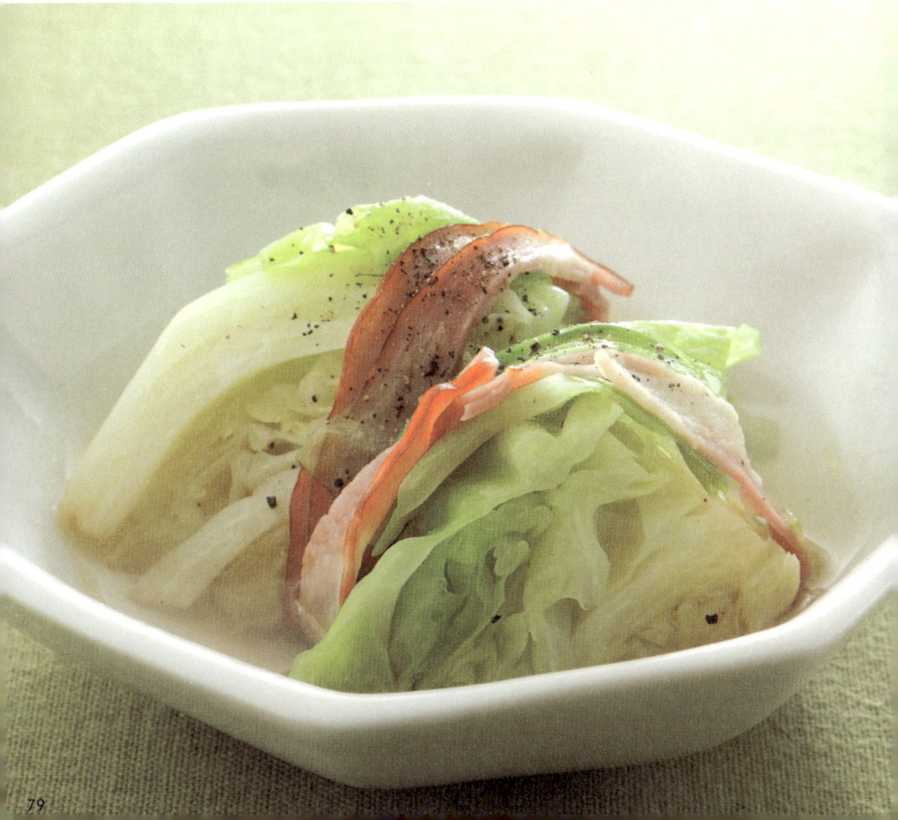

ズッキーニのチーズ焼き

材料 ● 2人分

材料	1600~1800kcal	1900~2100kcal
ズッキーニ	小1本（120g）	1本（140g）
オリーブ油	小さじ2	大さじ1
白ワイン	大さじ1	大さじ1
チーズ（溶けるタイプ）	10g	18g
塩・こしょう	少々	少々
黒こしょう	少々	少々

すぐに役立つ! 調理の裏ワザ

エネルギー量の不足を補える便利な食材はチーズ。コクも塩分もあるため、少量でも満足度がアップします。

つくり方

1 ズッキーニは4cm長さに切り、縦に6等分する。

2 フライパンにオリーブ油を熱し、ズッキーニを入れてこんがりと焼く。

3 白ワインを回し入れてふたをし、中火で2～3分蒸し焼きにする。

4 塩、こしょうをしてチーズをのせ、火を止めてふたをする。チーズが溶けたら器に盛り、黒こしょうをふる。

	エネルギー	塩分	たんぱく質
1600~1800kcal	64kcal	0.5g	2.0g
1900~2100kcal	97kcal	0.6g	3.0g

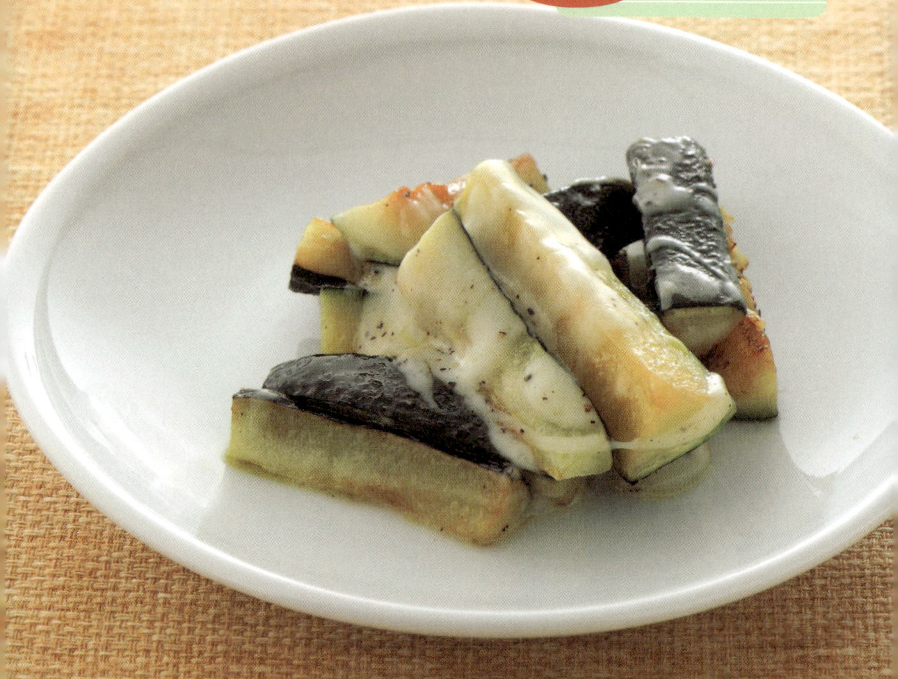

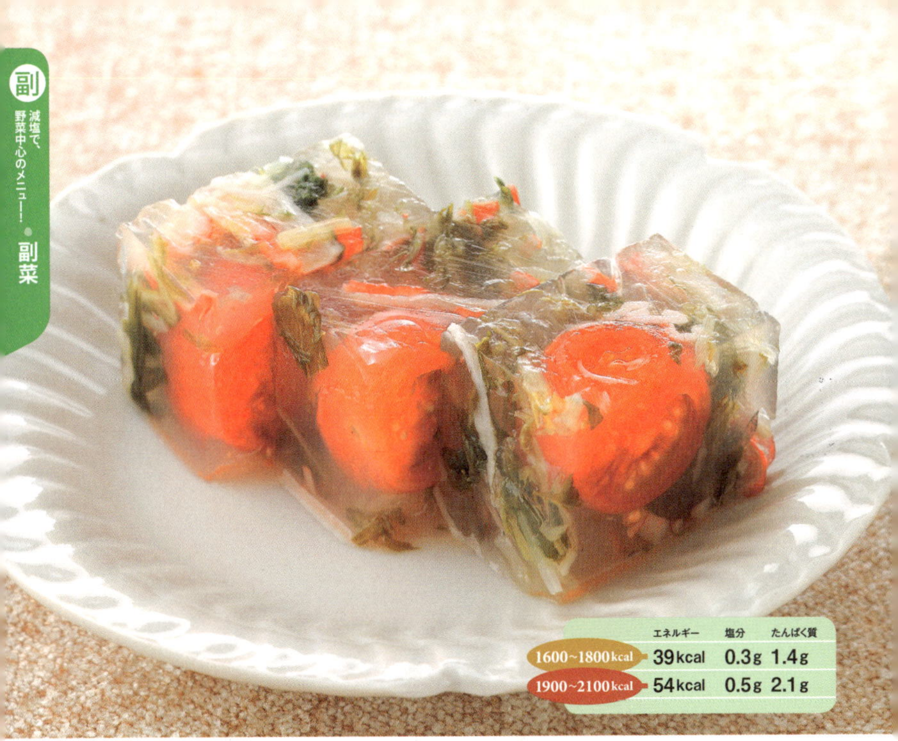

	エネルギー	塩分	たんぱく質
1600~1800kcal	39kcal	0.3g	1.4g
1900~2100kcal	54kcal	0.5g	2.1g

水菜とかにかまの寒天よせ

材料 ● 6人分

	1600~1800kcal	1900~2100kcal
水菜	⅕束(40g)	⅓束(60g)
ミニトマト	8個(120g)	大9個(140g)
かに風味かまぼこ	4本(50g)	6 ½本(80g)
水	カップ2 ¼	カップ2 ¼
A ［オリーブ油	小さじ2	大さじ1
フレンチドレッシング	大さじ1	大さじ1 ⅓
白こしょう	少々	少々
粉寒天	4g	4g

お役立ち食材メモ

かに風味かまぼこは、味つけを兼ねて利用できる便利な加工食品ですが、商品によって塩分量が違います。パッケージにある塩分表示をみて、塩分が少ないものを選んで。

つくり方

1 水菜は3～4cm長さに切り、塩少々(分量外)でもんでおく。ミニトマトは、ヘタを取って湯むきし、かに風味かまぼこは縦に粗くさく。

2 鍋に水とA、寒天を入れて火にかけ、沸騰したら弱火にして混ぜながら1～2分煮る。

3 ❷を一度こして、水けをよくきった水菜、ミニトマト、かにかまを加えて混ぜる。

4 少しとろみがついてきたら容器に入れ、冷蔵庫で1～2時間冷やし固め、適当な大きさに切り分ける。

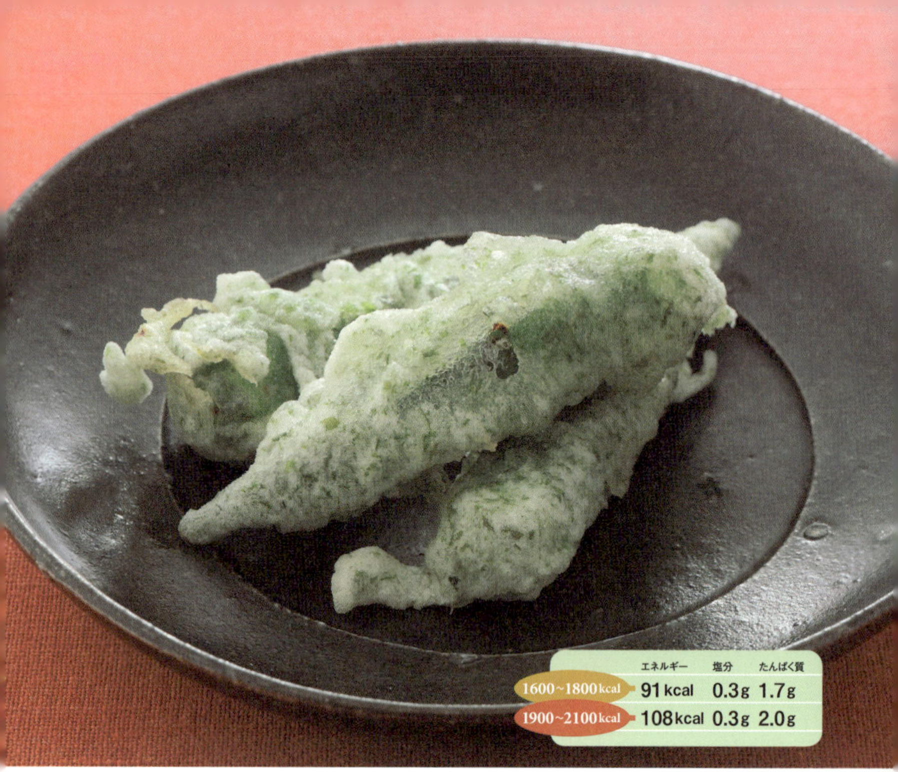

	エネルギー	塩分	たんぱく質
1600~1800kcal	91kcal	0.3g	1.7g
1900~2100kcal	108kcal	0.3g	2.0g

オクラの青のり揚げ

材料 ● 2人分	1600~1800kcal	1900~2100kcal
オクラ	6本（120g）	7本（140g）
小麦粉	大さじ1	大さじ1 ⅓
水	大さじ1	大さじ1 ½
青のり	少々	少々
揚げ油	適量	適量
塩	少々	少々

お役立ち食材メモ

オクラのネバネバ成分ペクチンはコレステロールの吸収を防いだり、消化吸収の速度をゆるやかにして血糖値を安定させます。

つくり方

1 オクラはガクの部分をぐるりとむき、縦に切れ目を少し入れる。

2 ボウルに小麦粉と水、青のりを入れて衣をつくる。オクラに衣をまぶす。

3 170℃に熱した油で、ほんのり揚げ色がつくまで揚げる。器に盛り、塩をふる。

白菜とりんごのマスタードサラダ

材料 ● 2人分		1600~1800kcal	1900~2100kcal
白菜		3枚（150g）	3 ½枚（180g）
	塩	少々	少々
りんご		⅖個（80g）	⅓個（100g）
A	オリーブ油	小さじ2	小さじ2
	りんご酢	小さじ2	大さじ1
	粒マスタード	小さじ1	小さじ1
	砂糖	小さじ1	小さじ1 ½
	黒こしょう	少々	少々

つくり方

1 白菜は繊維にそってせん切りに、りんごはせん切りにする。

2 ボウルに白菜を入れて塩をふり、全体を混ぜ合わせる。

3 別のボウルにAを入れてよく混ぜ、よく水けをきった❷とりんごを加えてさらによく混ぜる。

すぐに役立つ! 減塩の裏ワザ

風味のいいスパイスは塩分控えめでも、味の満足感を高めてくれます。粒マスタードのほかに、唐辛子やわさび、しょうがなども積極的に活用してみては。

	エネルギー	塩分	たんぱく質
1600~1800kcal	84kcal	0.5g	0.9g
1900~2100kcal	95kcal	0.5g	1.1g

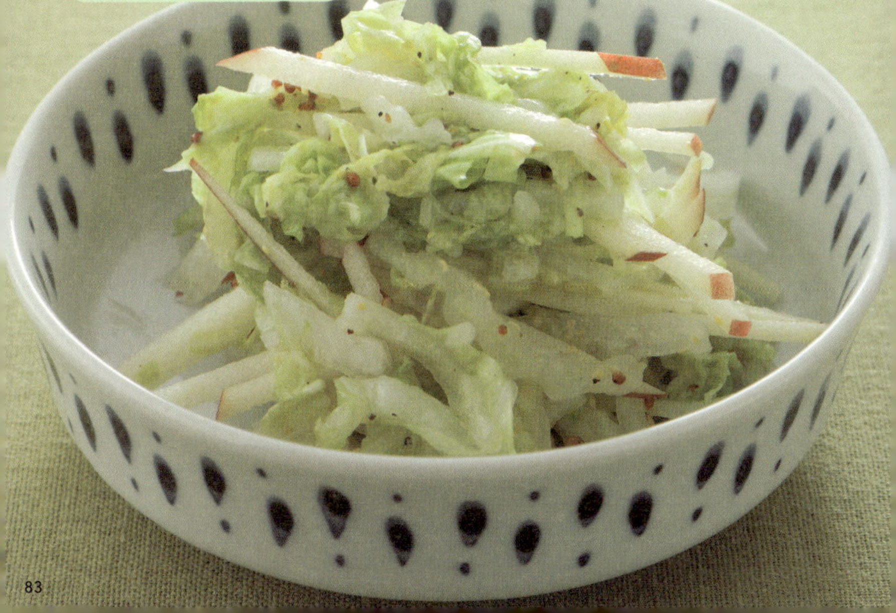

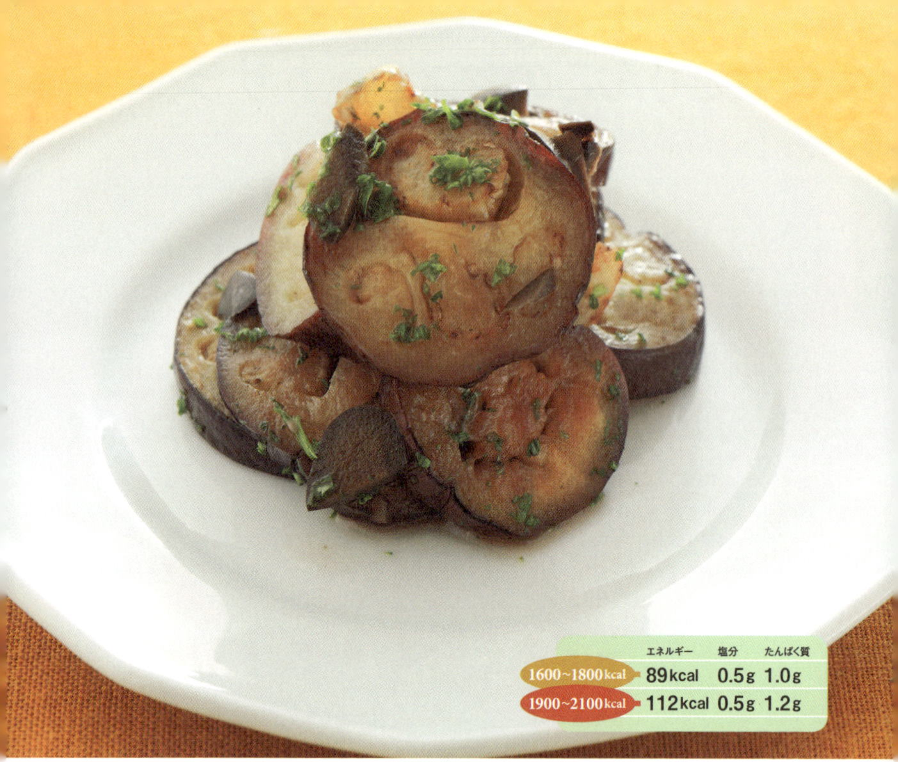

	エネルギー	塩分	たんぱく質
1600~1800kcal	89kcal	0.5g	1.0g
1900~2100kcal	112kcal	0.5g	1.2g

焼きなすとオリーブのパセリドレッシングあえ

材料 ● 2人分

	1600~1800kcal	1900~2100kcal
なす	2個（160g）	2 ½個（200g）
ブラックオリーブ（種抜き）	4個（12g）	4個（12g）
オリーブ油	大さじ1	大さじ1 ⅓
パセリ（みじん切り）	少々	少々
A 白ワインビネガー	大さじ1	大さじ1
砂糖	小さじ1	小さじ1
塩	少々	少々

つくり方

1 なすは5㎜幅の輪切りに、オリーブは粗く刻む。

2 フライパンにオリーブ油を熱し、なすを入れて弱めの中火でじっくり焼く。

3 ボウルにパセリとAを入れて混ぜ合わせ、❷とオリーブを加えてあえる。

たまねぎのしょうがみそあえ

	エネルギー	塩分	たんぱく質
1600~1800kcal	52kcal	0.5g	2.1g
1900~2100kcal	71kcal	0.7g	3.0g

材料 ● 2人分

	1600~1800kcal	1900~2100kcal
たまねぎ	3/5個(120g)	3/4個(150g)
油揚げ	1/3枚(10g)	1/2枚(15g)
糸みつば	4~5本(8g)	4~5本(8g)
しょうが(すりおろす)	小さじ2	小さじ2
A みそ(減塩)	小さじ2	大さじ1
A 砂糖	小さじ1	小さじ1

つくり方

1 たまねぎはくし形に切り、皿に入れてふんわりとラップをして、電子レンジに2分間かける。油揚げはオーブントースターで1～2分焼き、短冊形に切る。糸みつばは、4cm長さに切る。

2 ボウルにAとしょうが、たまねぎの蒸し汁を入れて混ぜ、❶をすべて加えてあえる。

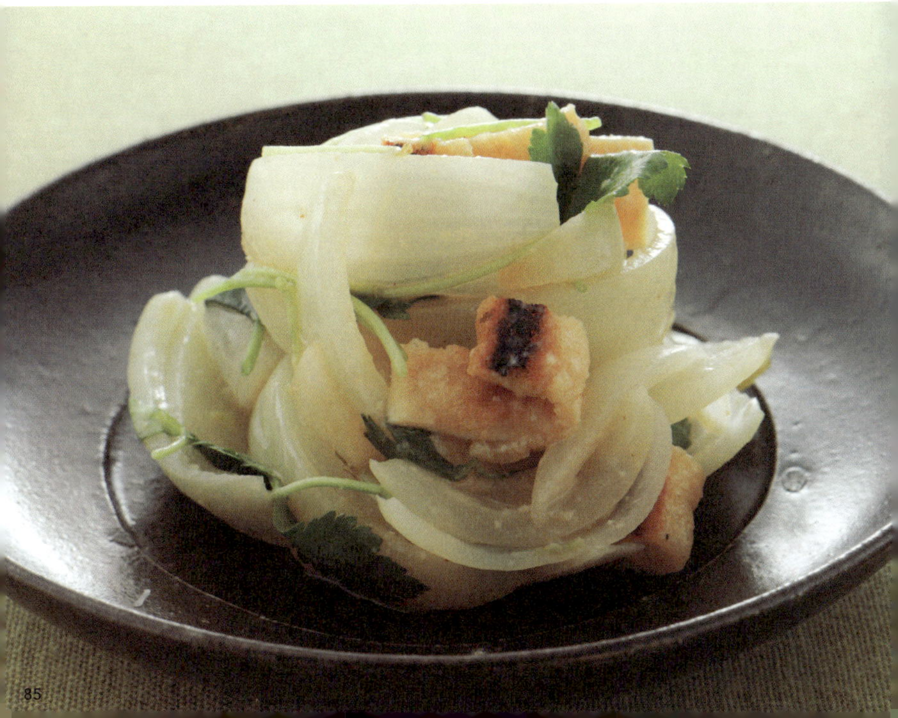

小松菜のガーリックいため

材料 ● 2人分

	1600〜1800kcal	1900〜2100kcal
小松菜	⅖束（120g）	½束強（160g）
ねぎ	⅓本（30g）	½本（50g）
にんにく	1かけ（5g）	1かけ（5g）
オリーブ油	大さじ1	大さじ1 ⅓
白ワイン	大さじ1	大さじ1
塩・こしょう	各少々	各少々

つくり方

1 小松菜は根の部分を切り落としてからゆで、3〜4cm長さに切る。ねぎも3〜4cm長さに切る。にんにくは薄くスライスする。

2 フライパンにオリーブ油とにんにくを入れて弱火にかける。

3 香りが出てきたらねぎと小松菜を加えて、強火でいためる。少ししんなりしてきたら、白ワインを回しかけ、塩、こしょうをふる。

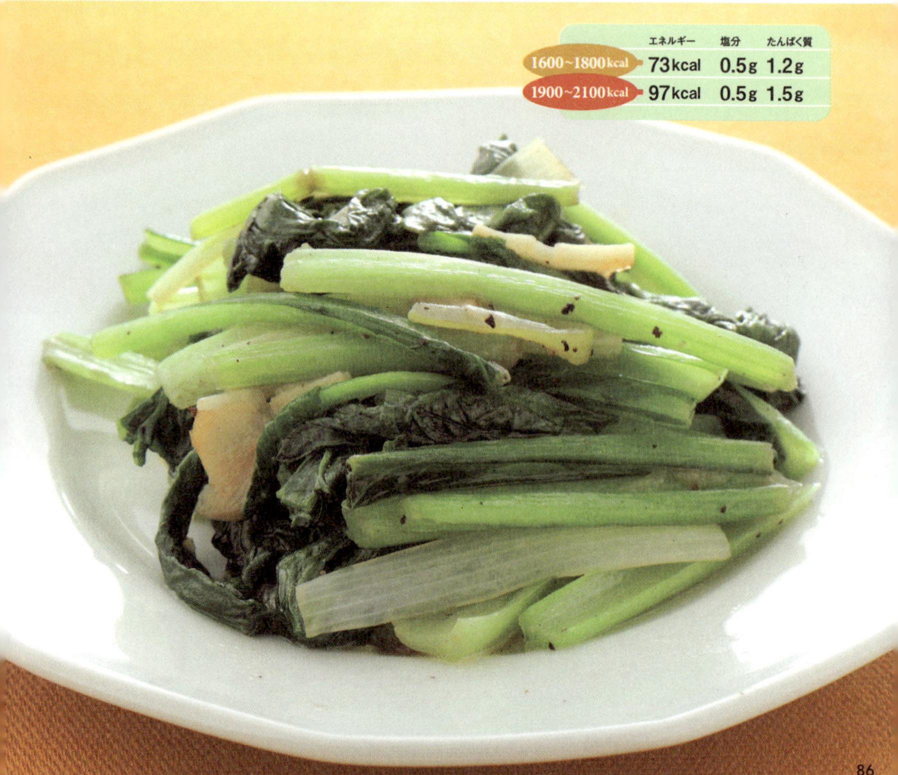

	エネルギー	塩分	たんぱく質
1600〜1800kcal	73kcal	0.5g	1.2g
1900〜2100kcal	97kcal	0.5g	1.5g

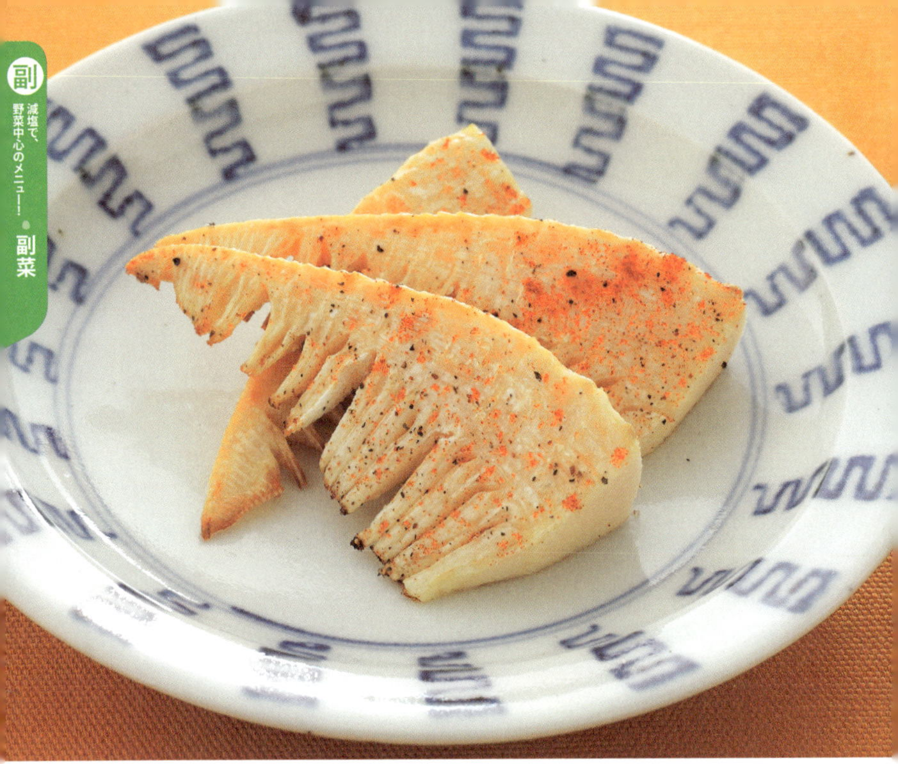

たけのこのグリル

	エネルギー	塩分	たんぱく質
1600~1800kcal	74kcal	0.5g	2.1g
1900~2100kcal	108kcal	0.7g	2.7g

材料 ● 2人分

	1600~1800kcal	1900~2100kcal
たけのこ（水煮）	120g	150g
オリーブ油	大さじ1	大さじ1 ½
塩·こしょう·パプリカ(粉)	各少々	各少々

お役立ち食材メモ

たけのこには、体内の余分な塩分を排泄して血圧を安定させるカリウムが含まれているので、血圧の安定に役立ちます。ただし、100gあたり470㎎のカリウムが含まれています。カリウム制限がある場合は食べる量に注意が必要です。

つくり方

1 たけのこは、くし形に切る。

2 フライパンにオリーブ油を熱し、たけのこを入れて弱火でじっくりと表面を焼く。

3 塩、こしょう、パプリカをふる。

外食や市販のお弁当は、主食は減らさず おかずや汁物で調整する

外食もお弁当も定食を選んで

食事療法を行うとき、患者さんからの相談で多いのが外食に関することです。外食や市販の弁当・総菜類はエネルギー量や塩分、たんぱく質の量を把握することがむずかしいからです。

日立総合病院では、慢性腎臓病の患者さんに対する外食の指導として、左表のポイントを挙げています。

慢性腎臓病の食事療法では、とくに塩分とたんぱく質のとり方に注意が必要です。たとえば、摂取エネルギーを抑えるなら、ご飯やめんなどの主食を減らせばよく、比較的簡単なのですが、塩分とたんぱく質はそう単純ではありません。むしろ、主食は減らさず、おかずや汁物で調節する必要があります。

漬け物やスープなどには手を出さない

栄養バランスを考えると、丼物やカレーなどの単品料理よりも、定食やおかずの品数の多いお弁当が適切です。メインのおかずが肉や魚の場合は、少し残してたんぱく質のとりすぎにならないように気をつけます。

また、漬け物やスープ、みそ汁などは塩分が多いので、朝食にみそ汁をのんだら、昼食や夕食ではとらない、漬け物も手をつけないと考えてください。

管理栄養士がすすめる

市販の弁当・外食メニューの選び方＆食べ方

1. できるだけ「定食」になっているものを選ぶ
（例）幕の内弁当、松花堂弁当
2. お肉やお魚の量が少ないもの、切り身の小さいものを選ぶ
3. そのほか、たんぱく質があまり多く含まれないものを選ぶ。多いときは残す
4. たんぱく質制限があるときは、エネルギー不足にならないよう揚げ物を利用する
5. 塩分表示をチェックする
6. みそ汁はのまない
7. 漬け物は食べない
8. パック調味料は使わない。使っても少量にする

減塩レシピ勢ぞろい！

汁物・スープレシピ

汁物には塩分が多く、たとえばみそ汁では
1杯あたり2～4g近い塩分が含まれています。
でも、ここで紹介する8のレシピはすべて塩分0.8g以下!
主食に合わせて、毎日好きなものが選べます。

主菜 ＋ 副菜 ＋ 汁物 （＋ プラスワン デザート）

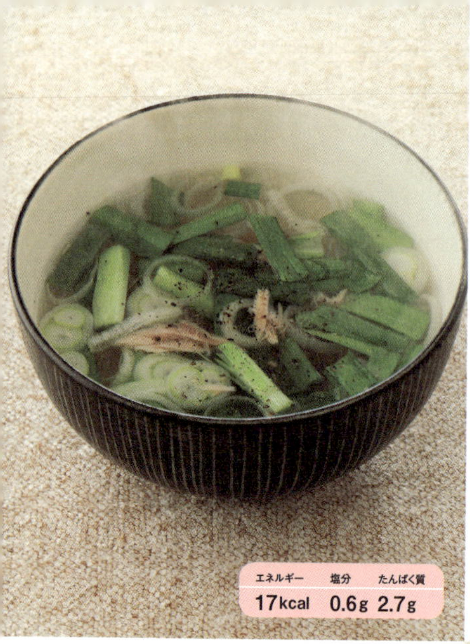

エネルギー	塩分	たんぱく質
17kcal	0.6g	2.7g

にらとツナの黒こしょう風味スープ

材料 ● 2人分

にら	⅓束（30g）
ねぎ	5cm（8g）
水	カップ2
ツナ（水煮缶）	30g
顆粒スープの素（洋風）	小さじ½
塩・黒こしょう	各少々

つくり方

1 にらは、3cm長さに切る。ねぎは小口切りにする。

2 鍋に水とツナ、顆粒スープの素、ねぎを入れて火にかけ、沸騰したら中火にして2～3分煮る。

3 塩と黒こしょう（多め）を入れて、にらを加えてサッと火を通す。

マッシュルームとセロリのカレースープ

材料 ● 2人分

マッシュルーム	3個（30g）
セロリ	50g
オリーブ油	小さじ1
カレー粉	小さじ½
酒	小さじ2
水	カップ1 ½
塩	少々
しょうゆ（減塩）	小さじ½
セロリの葉（せん切り）	少々

つくり方

1 マッシュルームは縦に薄切り、セロリは斜め薄切りにする。

2 鍋にオリーブ油を熱し、❶をいためる。

3 カレー粉をまぶし、粉っぽさがなくなったら酒をふり、水を加える。

4 アクを取りながら3～4分、弱めの中火で煮る。塩としょうゆで味をつけ、セロリの葉を加える。

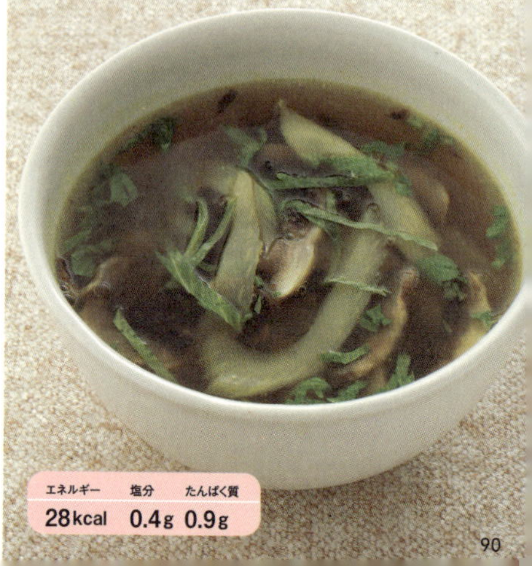

エネルギー	塩分	たんぱく質
28kcal	0.4g	0.9g

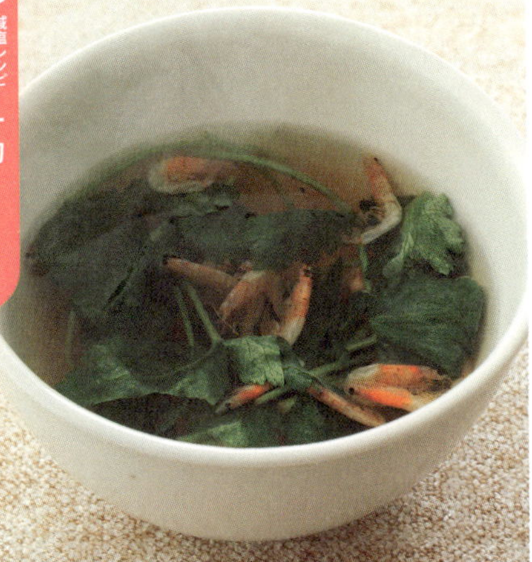

さくらえびとわさびのすまし汁

材料 ● 2人分

さくらえび	2g
糸みつば	4～5本（8g）
レタス	1枚（20g）
昆布茶（粉末）	小さじ⅓
おろしわさび	小さじ1
しょうゆ（減塩）	小さじ1

つくり方

1 さくらえびは、電子レンジに20秒間かける。糸みつばは、3～4cm長さに切る。レタスは小さくちぎる。

2 器に材料すべてを入れて、湯適量（分量外）を注ぐ。

エネルギー	塩分	たんぱく質
16kcal	0.7g	1.2g

れんこんのすりおろし汁

材料 ● 2人分

れんこん	⅖個（80g）
せり（ないときはみつばなど）	約¼束（30g）
昆布だし	カップ1 ½
みそ（減塩）	小さじ⅔

つくり方

1 れんこんはすりおろし、せりは3～4cm長さに切る。

2 鍋に昆布だしとれんこんを入れて温め、せりを加え、みそを溶く。

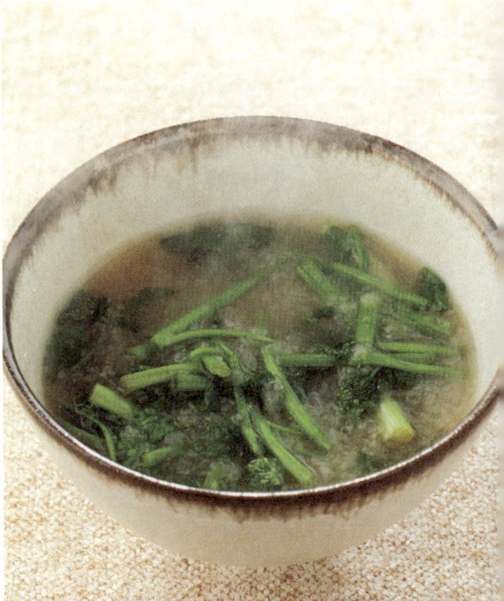

エネルギー	塩分	たんぱく質
37kcal	0.6g	1.5g

お役立ち食材メモ

れんこんのネバネバ成分はムチン。腎機能を活性化させる作用が期待できます。

長いものキムチ汁

材料 ● 2人分

長いも	⅕個強(60g)
白菜キムチ	30g
青ねぎ	2本(10g)
水	カップ1⅔
しょうゆ(減塩)	小さじ½
みそ(減塩)	小さじ½
ごま油	小さじ1

つくり方

1 長いもは1cmの角切り、キムチは細かくきざむ。青ねぎは4～5cm長さに切る。

2 鍋に水と長いもを入れて火にかける。沸騰したら中火にして2～3分煮る。キムチと青ねぎ、しょうゆとみそを加えて混ぜる。ひと煮たちしたら、仕上げにごま油を入れる。

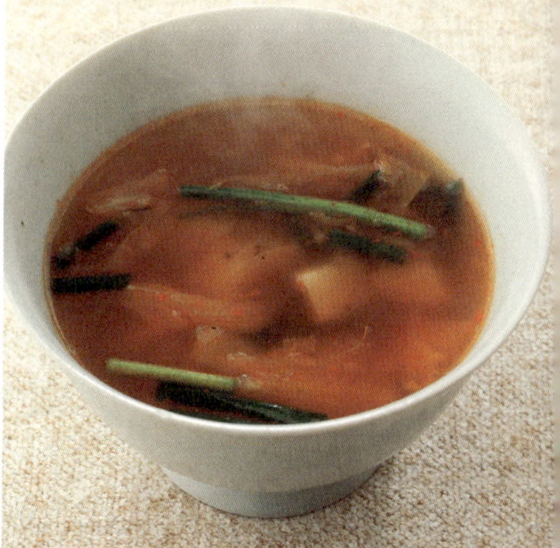

エネルギー	塩分	たんぱく質
48kcal	0.6g	1.4g

焼きみそと豆腐の冷や汁

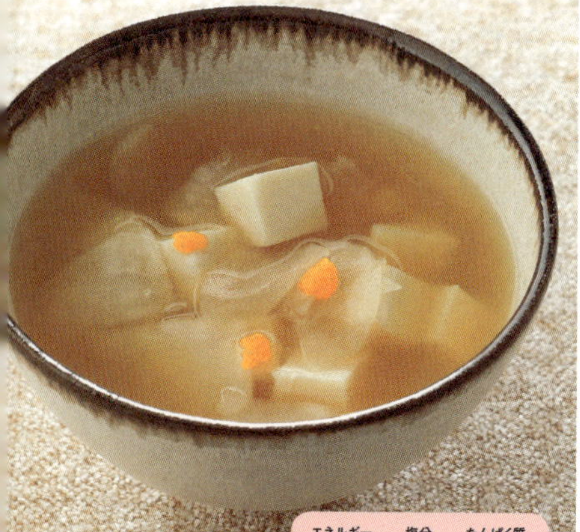

エネルギー	塩分	たんぱく質
37kcal	0.8g	2.1g

材料 ● 2人分

ねぎ	⅓本(30g)
かぶ	1個(70g)
塩	少々
絹ごし豆腐	⅙丁(50g)
みそ(減塩)	大さじ½
昆布だし	カップ1½
ゆず果汁	大さじ1
ゆずの皮	少々

つくり方

1 ねぎはみじん切りに、かぶは薄切りにして塩でもんでおく。絹ごし豆腐は1cmの角切りにする。

2 みそとねぎを混ぜてアルミ箔《はく》に薄く塗り、オーブントースターで5分を目安にこんがり焼く。

3 ボウルに昆布だしと❷を混ぜ合わせ、水けをきったかぶと豆腐、ゆず果汁を加え混ぜ、冷蔵庫で30分から1時間ほど冷やす。

4 器に盛りつけてゆずの皮を散らす。

大根のごま汁

材料 ● 2人分

大根	3cm (80g)
大根の葉	2〜3本(20g)
煮干しだし(なければ昆布だし)	カップ2
練りごま	小さじ2
しょうゆ(減塩)	大さじ½
白すりごま	小さじ1

つくり方

1 大根はいちょう切り、大根の葉は小口切りにする。
2 鍋に大根とだしを入れて火にかけ、中火で5〜6分煮る。
3 練りごまを溶かし入れ、大根の葉を加える。しょうゆとすりごまを加えたら火を止める。

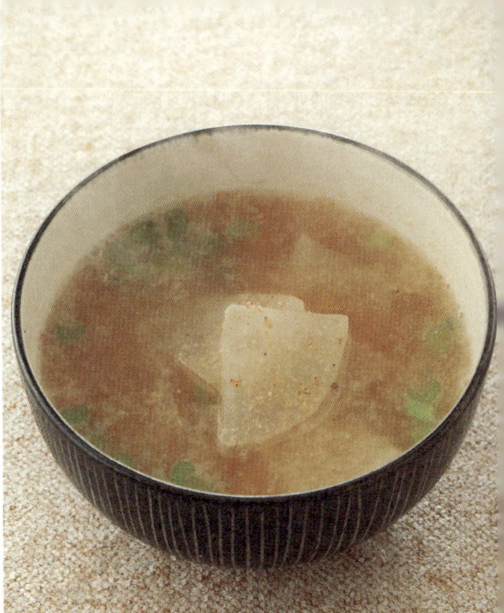

エネルギー	塩分	たんぱく質
58kcal	0.6g	2.5g

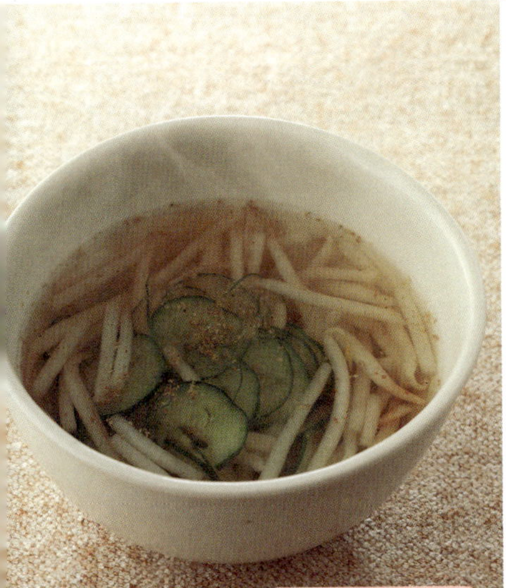

エネルギー	塩分	たんぱく質
20kcal	0.7g	1.4g

きゅうりともやしのさんしょう風味汁

材料 ● 2人分

きゅうり	⅘本 (80g)
塩	少々
もやし	¼袋 (60g)
昆布だし	カップ1 ½
しょうゆ(減塩)	小さじ1
粉ざんしょう	少々

つくり方

1 きゅうりは小口切りにして塩でもんでおく。
2 鍋に昆布だしを入れて温め、もやしとしょうゆを加えて混ぜる。
3 器に水けをきったきゅうりを入れ、❷を注ぎ、粉ざんしょうをふる。

調味料は「かける」より「つける」

無意識にしている習慣を改める

腎臓の負担を減らし、合併症の高血圧を予防・改善するには減塩は必須です。無意識にやっている食べ方のくせなどによって、思った以上に余分な塩分をとっていることがしばしばあります。

患者さんにどのような食生活を送っているのかお話をうかがってみると、おかずや漬け物にすぐにしょうゆやソースをかける、漬け物だけでご飯一膳食べてしまう、という方が多くいらっしゃいます。

ちょっとつけただけでも十分食べられる

食べる前からしょうゆやソース、塩などを直接おかずにかける習慣は、すぐにやめましょう。まずは、何もかけずにひと口食べてみます。そのうえで、味を足したいときには別皿にとった調味料をちょっとつけて食べます。それだけでも、味は十分に感じられるはずです。

塩分の多い調味料は、「かける」から「つける」にかえるだけで、相当の減塩になります。

さらに、調味料だけに頼るのではなく、ひと工夫をすることも大切です。酢やレモン汁、だし汁で、酸味やうまみ、風味をプラスするだけでもおいしく食べることができます。わさびやからし、唐辛子などの香辛料を活用するのもおすすめです。

なお、しょうゆやみそなどの基本的な調味料には減塩のものが市販されているので、これらを上手に活用するとよいでしょう。

「かける」から「つける」へ

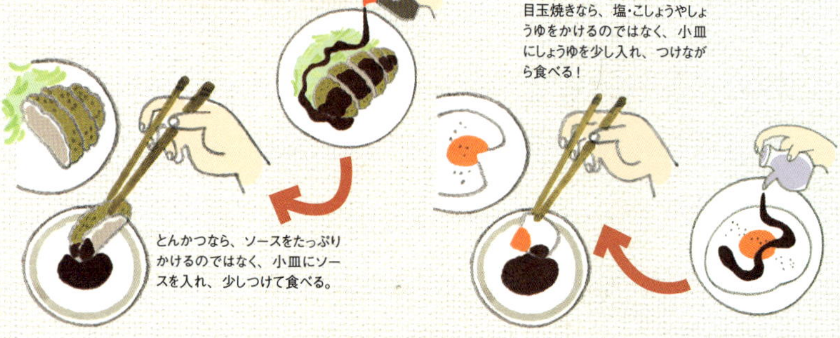

とんかつなら、ソースをたっぷりかけるのではなく、小皿にソースを入れ、少しつけて食べる。

目玉焼きなら、塩・こしょうやしょうゆをかけるのではなく、小皿にしょうゆを少し入れ、つけながら食べる！

お昼や時間のないときにおすすめ!

麺&丼 ワンプレートレシピ

たまには、丼やめん類など
手軽に調理したいときも。
低塩分、低たんぱく質にアレンジした8品を紹介します!

ワンプレート ＋ 汁物 〔＋ プラスワン デザート〕

お好み焼き

	エネルギー	塩分	たんぱく質
1600~1800kcal	380kcal	1.1g	13.4g
1900~2100kcal	431kcal	1.3g	14.8g

材料 ● 2人分	1600~1800kcal	1900~2100kcal
山いも	⅔個（120g）	¾個（140g）
糸こんにゃく	200g	200g
キャベツ	⅙個（200g）	⅙個（200g）
もやし	⅖袋（100g）	⅖袋（100g）
小麦粉	40g	20g
昆布だし	カップ¼	60㎖
さくらえび	2g	2g
豚肩ロース薄切り肉	60g	80g
サラダ油	大さじ1	大さじ1½
お好み焼きソース	大さじ1½	大さじ2
マヨネーズ	大さじ1	大さじ1½
青のり	2g	2g
削り節	1.5g	1.5g

つくり方

1 山いもはすりおろす。こんにゃくは下ゆでして、食べやすい長さに切る。キャベツはせん切りにし、もやしはひげ根をとっておく。

2 ボウルに❶と小麦粉、だし、さくらえびを加え、混ぜ合わせる。

3 フライパンにサラダ油を熱し、❷を丸く平らに形を整え、上に豚肉を広げてのせる。

4 ふたをして弱火で3～4分焼き、底に焼き色がついたら裏返して、さらに2～3分焼く。

5 上にソースを塗り、マヨネーズと青のり、削り節をかける。

たんぱく質を減らす裏ワザ

何かと使い勝手のいい削り節。じつは100g中75g以上がたんぱく質という高たんぱく質食品です。「たっぷり」は避け、「少々」程度にとどめておきましょう。

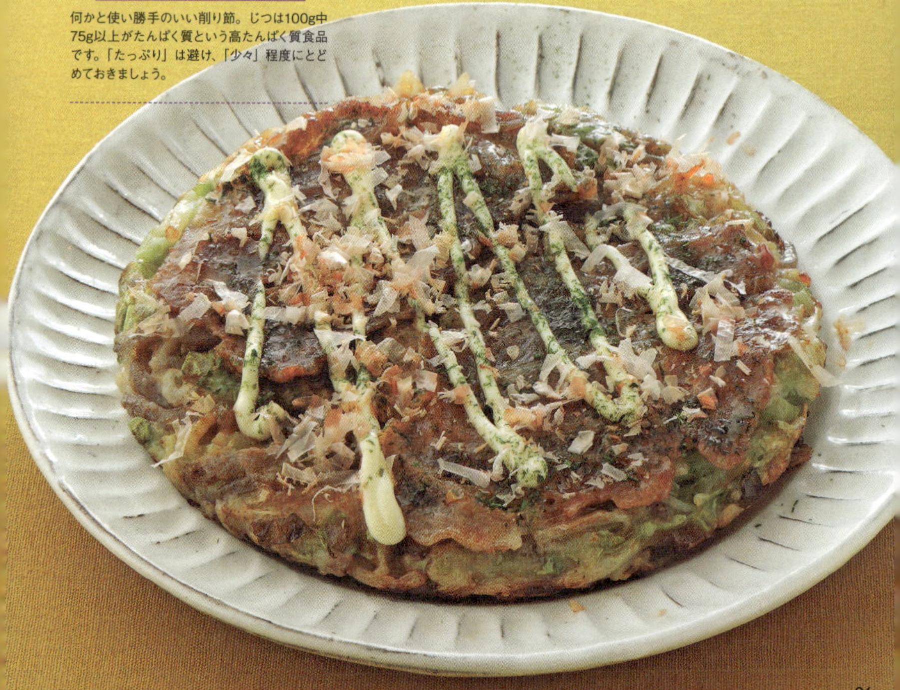

中華おこわ

	エネルギー	塩分	たんぱく質
1600~1800kcal	383kcal	1.0g	9.1g
1900~2100kcal	450kcal	1.1g	11.7g

材料 ● 4人分

	1600~1800kcal	1900~2100kcal
もち米	2合	2合
豚バラ肉	70g	120g
しいたけ	4枚（60g）	5⅓枚（80g）
しょうが	1⅓かけ（20g）	1⅓かけ（20g）
エリンギ	2本（100g）	3本（150g）
しめじ	½袋（50g）	⅔袋（60g）
ごま油	大さじ1	大さじ1½
酒	大さじ1	大さじ1
塩	少々	少々
鶏ガラスープの素	小さじ1	小さじ1
しょうゆ（減塩）	小さじ2	大さじ1
黒こしょう	少々	少々

つくり方

1 もち米はといでざるにあげておく。豚肉としいたけは一口大に切る。しょうがはせん切りに、エリンギは輪切りにする。しめじはほぐす。

2 フライパンにごま油としょうがを入れて弱火にかけ、香りが出てきたら、豚肉としいたけ、エリンギ、しめじも加えていためる。酒をふり入れ、塩をふる。

3 炊飯器にもち米と❷、鶏ガラスープの素、しょうゆ、2合目の目盛りまで水（分量外）を加えて1時間おいたのち、炊く。

4 炊きあがったら全体を混ぜ、器に盛り黒こしょうをふる。

お役立ち食材メモ

おこわをおいしく炊きあげるコツは、米に具材と水を加えて、たっぷり時間をおくこと。もち米に食材そのものが持つ味やうまみがしみて、少量の調味料でも、もの足りなさを感じません。

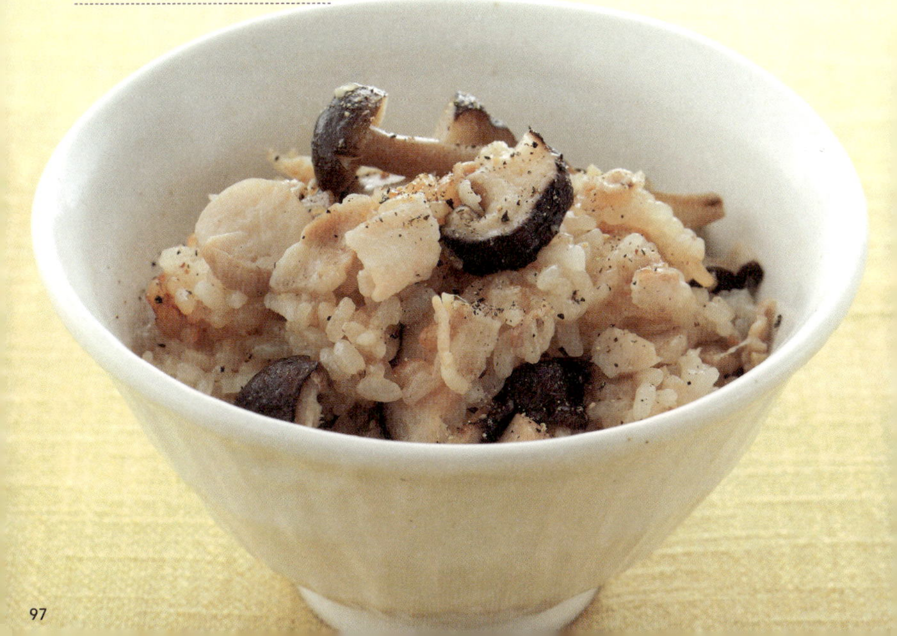

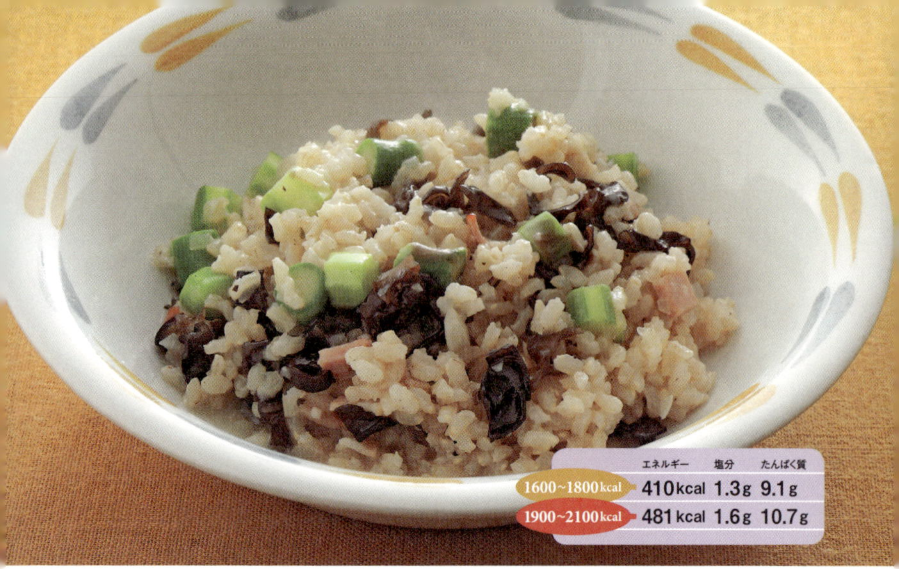

	エネルギー	塩分	たんぱく質
1600~1800kcal	410kcal	1.3g	9.1g
1900~2100kcal	481kcal	1.6g	10.7g

きくらげとベーコンのリゾット

材料 ● 2人分

	1600~1800kcal	1900~2100kcal
玄米（白米でも可）	120g	120g
にんにく	1かけ（5g）	1かけ（5g）
たまねぎ	¼個（50g）	¼個（50g）
きくらげ（乾）	4g	4g
ベーコン	60g	80g
グリーンアスパラガス	2本（40g）	3本（60g）
オリーブ油	大さじ1	大さじ1½
A 顆粒スープの素（洋風）	小さじ⅓	小さじ½
A 水	カップ4	カップ4
塩・黒こしょう	各少々	各少々

つくり方

1 玄米は軽く洗い、ざるにあげておく。にんにくはみじん切りに、たまねぎは粗いみじん切りにする。きくらげは水で戻し、かたい部分は切り落とし、食べやすい大きさに切る。ベーコンは1cmの角切り、アスパラガスは1cm長さに切る。

2 フライパンにオリーブ油とにんにくを入れて弱火にかけ、香りが出てきたら、ベーコンとたまねぎをいためる。油がなじんできたら、きくらげと玄米を加えていためる。

3 Aの½量を加えて混ぜる。水分が少なくなり米がみえてきたら残りの分量を加える。

4 弱めの中火で15 ～ 20分ほど煮る。アスパラガスを加えてさらに2 ～ 3分煮る。塩、こしょうをし、ふたをして火を止めて10分ほどおく。米を食べてみて芯《しん》があるようなら、水分を50mℓ程度加えて2 ～ 3分煮る。

お役立ち食材メモ

きくらげは、ミネラルが豊富なので高血圧を予防する働きがあります。また食物繊維の含有量は、きのこ類のなかでもいちばん。肥満の解消やコレステロールの吸収抑制のほか、動脈硬化の予防も期待できます。

カリカリ豚肉のせうどん

	エネルギー	塩分	たんぱく質
1600~1800kcal	347kcal	1.4g	11.3g
1900~2100kcal	431kcal	1.5g	14.1g

材料 ● 2人分	1600~1800kcal	1900~2100kcal
ゆでうどん	1 ¼玉 (250g)	1 ½玉 (300g)
豚バラ薄切り肉	80g	100g
カットわかめ (乾)	4g	4g
山いも	⅓個 (70g)	½個 (100g)
A 昆布だし	カップ1	220mℓ
A めんつゆ (市販／濃縮)	小さじ2	大さじ1
A おろしわさび	小さじ½	小さじ½
七味唐辛子	少々	少々

つくり方

1 ゆでうどんは熱湯 (分量外) でサッとゆで、ほぐれたらざるにあける。豚肉は、半分に切る。カットわかめは水で戻し、水けをきる。

2 フライパンに豚肉を広げ、弱火でカリカリになるまで両面焼く。

3 器にうどんを盛りつけ、すった山いもと❷、カットわかめを盛り合わせ、温めたAをかけ、七味唐辛子をふりかける。

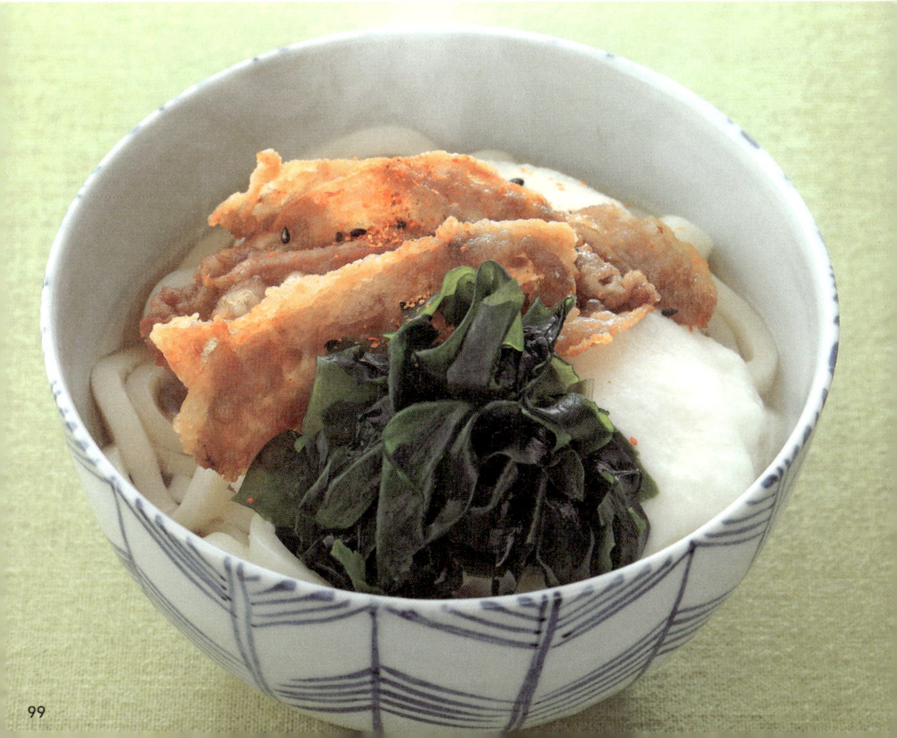

大豆とほうれんそうのドライカレー

材料 ● 2人分	1600~1800kcal	1900~2100kcal
にんにく	½かけ (2.5g)	½かけ (2.5g)
たまねぎ	⅕個 (40g)	¼個 (50g)
ほうれんそう	⅓束 (100g)	⅓束強 (120g)
豚ひき肉	30g	40g
大豆 (水煮缶)	⅙缶 (35g)	¼缶 (50g)
サラダ油	小さじ1	小さじ2
A［小麦粉	大さじ1	大さじ1
カレー粉	大さじ½	大さじ1
パプリカ (粉)	少々	小さじ1
水	カップ1 ¾	カップ1 ¾
しょうゆ (減塩)	小さじ⅓	小さじ⅓
カレールー	1 ¼かけ (25g)	1 ¼かけ (25g)
ご飯	280g	300g

つくり方

1 にんにくとたまねぎは、それぞれみじん切りに、ほうれんそうはゆでて水けをきり、細かく刻む。

2 フライパンにサラダ油とにんにくを入れて弱火にかける。香りが出てきたら、たまねぎと豚ひき肉を加え、いためる。ひき肉の色がかわってきたら、Aをふり入れる。

3 粉っぽさがなくなってきたら、水と大豆を加え、中火で煮込む。

4 アクを取り除きながら、10 ～ 15分ほど煮込んだら、一旦火を止めてカレールーとしょうゆを加えて混ぜる。再び火をつけ、ほうれんそうを加えて再度混ぜる。

5 ご飯を盛りつけた器にかける。

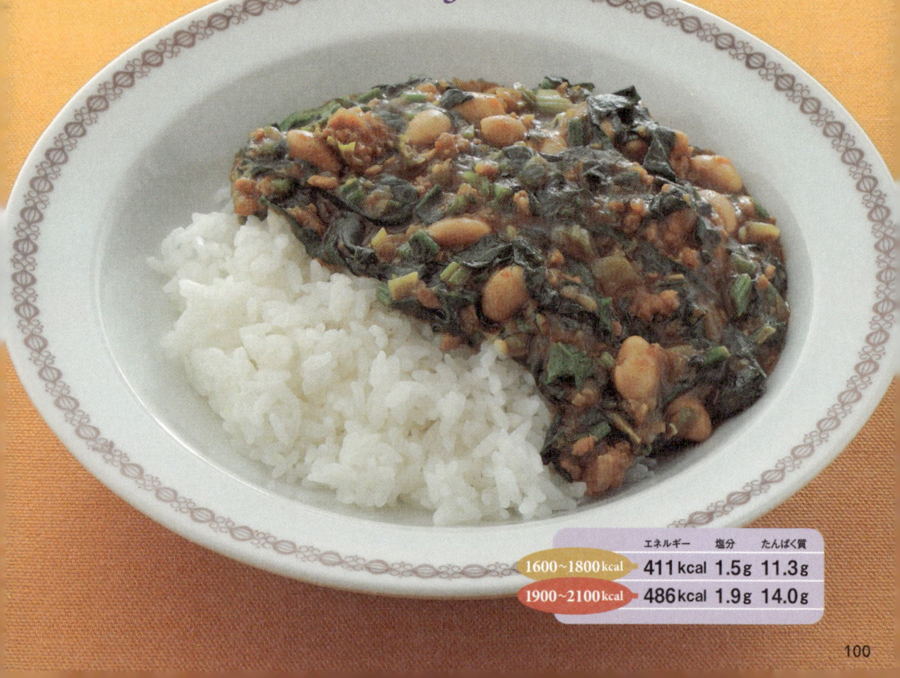

	エネルギー	塩分	たんぱく質
1600~1800kcal	411kcal	1.5g	11.3g
1900~2100kcal	486kcal	1.9g	14.0g

納豆となめこのあえそば

材料 ● 2人分

	1600~1800kcal	1900~2100kcal
ゆでそば	1 1/4玉 (250g)	1 2/5玉 (280g)
大根	3cm分 (80g)	3.5cm分 (100g)
納豆	小1パック (30g)	小1パック (30g)
めかぶ	50g	60g
なめこ	1/2袋 (25g)	1/2袋 (25g)
A 昆布だし	140mℓ	140mℓ
A 練りごま	大さじ1	大さじ2
A めんつゆ (市販/濃縮)	大さじ1 2/3	大さじ1弱
A ラー油	少々	少々
青ねぎ (斜め切り)	1～2本 (5g)	1～2本 (5g)

つくり方

1 たっぷりの熱湯 (分量外) にそばと、せん切りにした大根を入れる。そばがほぐれたら、すべてざるにあけ、水にさらして水けをよくきる。

2 ボウルにAを入れてよく混ぜ合わせ、❶、納豆、湯を回しかけたなめこ、めかぶを加えてあえる。

3 器に盛りつけ、青ねぎをのせる。

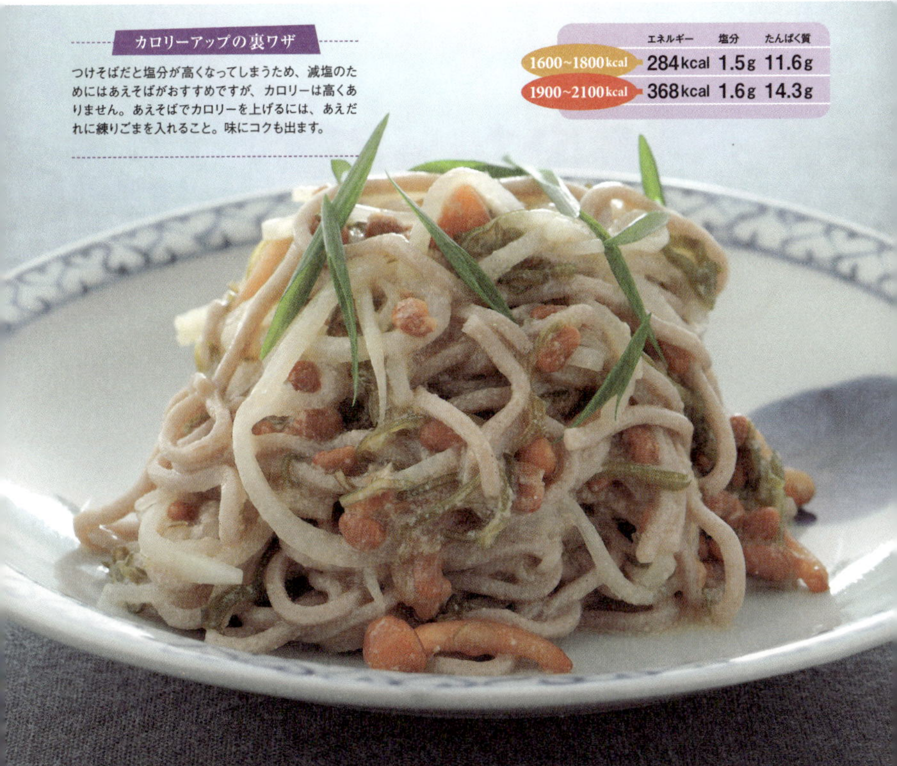

カロリーアップの裏ワザ

つけそばだと塩分が高くなってしまうため、減塩のためにはあえそばがおすすめですが、カロリーは高くありません。あえそばでカロリーを上げるには、あえだれに練りごまを入れること。味にコクも出ます。

	エネルギー	塩分	たんぱく質
1600~1800kcal	284kcal	1.5g	11.6g
1900~2100kcal	368kcal	1.6g	14.3g

焼きさんまの巻きずし

材料 ● 2人分	1600~1800kcal	1900~2100kcal
さんま	¾匹 (75g)	1匹 (100g)
小麦粉	少々	少々
ご飯	280g	300g
すし酢 (市販)	大さじ1	大さじ1 ⅕
紅しょうが	10g	10g
きゅうり	⅓本 (30g)	½本 (50g)
塩	少々	少々
青じそ	8枚 (8g)	8枚 (8g)
サラダ油	小さじ2	小さじ2
A しょうゆ (減塩)	大さじ½	大さじ½
A 酒	小さじ1	小さじ1
A みりん	小さじ1	小さじ1
A 水	大さじ1	大さじ1 ½

	エネルギー	塩分	たんぱく質
1600~1800kcal	417kcal	1.4g	11.2g
1900~2100kcal	480kcal	1.5g	13.9g

つくり方

1 紅しょうがは細かく刻む。きゅうりは斜め薄切りにして軽く塩でもむ。さんまは3枚におろす。

2 フライパンにサラダ油を熱し、薄く小麦粉をまぶしたさんまを、両面こんがり焼く。Aを加え、さらに焼きからめる。

3 ご飯が温かいうちにすし酢を合わせ、紅しょうがを混ぜる。

4 巻きすの上にラップを敷き、❷をのせ、水けをきったきゅうりをすき間なく並べ、青じそを敷き、❸をのせて手前から巻き込んでいく。

5 巻き終わりを下にして、巻きすのまましばらくおいてなじませる。

6 巻きすとラップをはずし、食べやすい大きさに切り分ける。

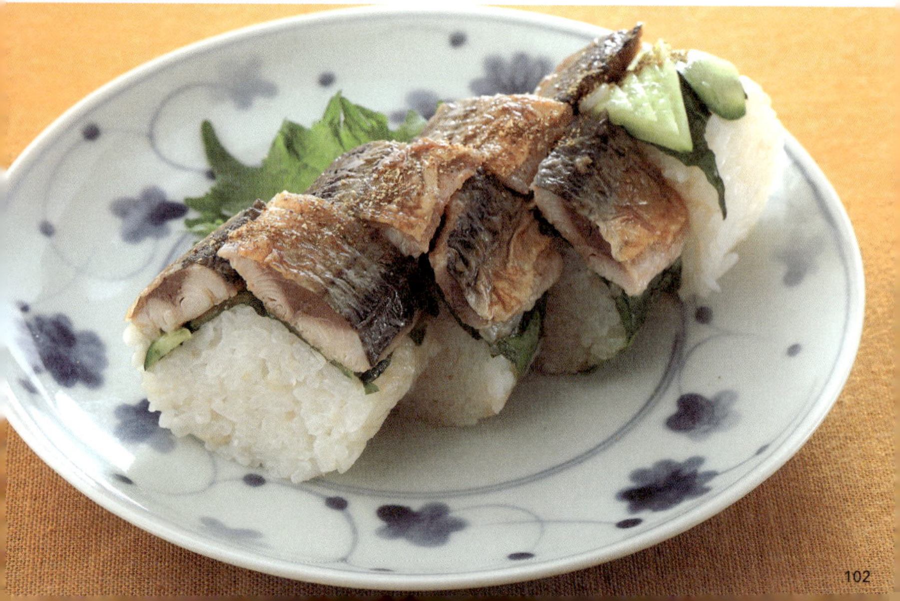

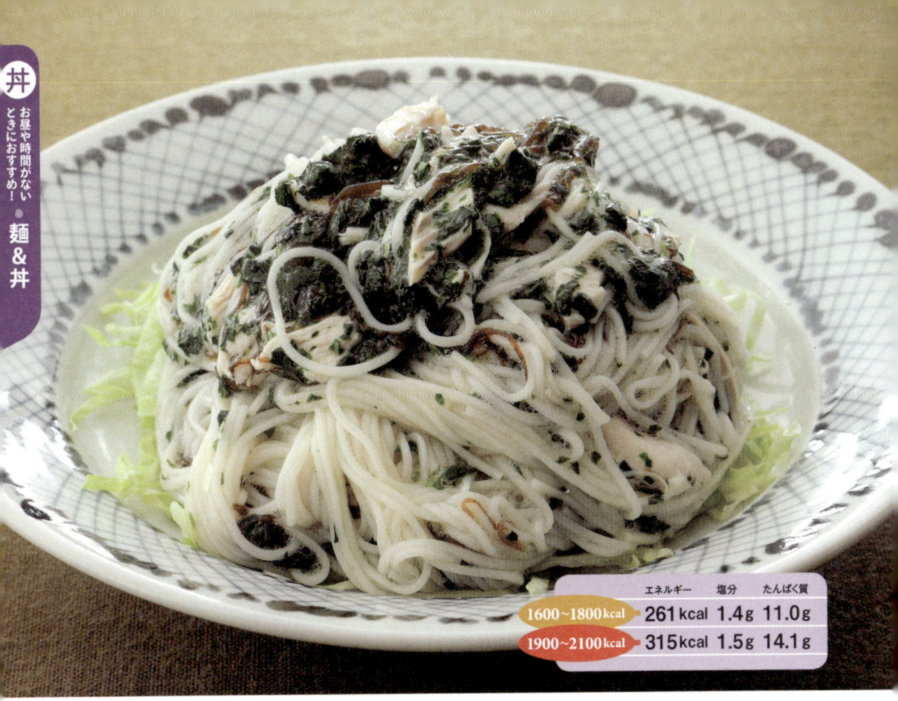

	エネルギー	塩分	たんぱく質
1600~1800kcal	261kcal	1.4g	11.0g
1900~2100kcal	315kcal	1.5g	14.1g

モロヘイヤと蒸し鶏のあえそうめん

材料 ● 2人分

	1600~1800kcal	1900~2100kcal
そうめん	2½束（125g）	3束（150g）
モロヘイヤ	⅔束（40g）	1束弱（50g）
レタス	2枚（40g）	2枚（40g）
鶏ささみ	⅔本（30g）	1本（45g）
酒	大さじ1	大さじ1⅓
A［昆布だし	80mℓ	80mℓ
めんつゆ（市販/濃縮）	小さじ2	小さじ2
もずく（味つけ）	1⅔パック（120g）	1⅔パック（120g）
しょうが（すりおろす）	小さじ2	小さじ2

すぐに役立つ！ 調理の裏ワザ

味つけされたもずくは塩分抑えめのものが多いので、減塩調味料としても活躍します。汁ごと使えば、そのほかの調味料の使用を抑えることができます。

つくり方

1 そうめんは、表示どおり熱湯でゆで、水にさらしてざるにあけておく。モロヘイヤは先部分を摘み取ってゆで、細かく刻む。レタスはせん切りにする。

2 鶏ささみは筋を取り観音開きにする。酒をふり、ラップをふんわり巻いて、電子レンジに1分30秒間かける。粗熱を取り、食べやすい大きさに割く。

3 ボウルにAとモロヘイヤ、もずくを合わせる。そうめんとささみを加えてあえる。

4 器にレタスを敷き、❸を盛り、しょうがをかける。

血清カリウム濃度が5.5mEq／ℓを超えるとカリウムを制限する

慢性腎臓病が進行すると「高カリウム血症」に注意

慢性腎臓病が進み、腎臓の機能が低下してくると、カリウムの排出もスムーズにできなくなることがあります。

腎臓の働きが正常なら、食べ物から摂取するカリウムは腸で吸収され、腎臓で調整されて、尿中に排出されます。

しかし、腎臓の機能が低下すると、カリウムは尿中に排出されず、血液中に余分なカリウムが増えてしまうのです。血液検査を行い、血清カリウム濃度が5.5mEq／ℓを超えた場合は「高カリウム血症」と診断されます。

腎臓の動きが正常なときには、カリウムには、体内でナトリウムの再吸収をおさえ水分量の調節をする働きがあります。カリウムが体内に増えると、尿中へのナトリウム排泄は増え、血圧を下げるなどよい作用があります。

またカリウムは、筋肉細胞に多く含まれており、筋肉の収縮をスムーズにするといった働きもあります。そのため、高カリウム血症になると、手足の筋肉がしびれたり、筋肉がマヒして動けなくなります。また、心筋の収縮に影響を及ぼして「不整脈」を招く危険が高まり、心臓を止めてしまうこともあります。

食事ではカリウムの摂取量が制限される

慢性腎臓病では高血圧を合併している人が多く、カリウムは血圧を下げるのによいため、むしろ意識してとっていた人もいるでしょう。しかし、高カリウム血症と診断されたり、その危険が高い場合は、食事でとるカリウムの量を抑えることが大切です。カリウムを多く含む食品やそのとり方については、114ページを参照してください。

食事療法のほかに人工透析も治療法のひとつ

高カリウム血症と診断されると、3つの治療法があります。1つはイオン交換樹脂を投与して、消化管からカリウムを便と一緒に体外へ除去する方法。

2つめは、インスリンとブドウ糖を投与してカリウムを血液から細胞内に移動させ、血液中のカリウムの濃度を下げる方法です。

3つめは、人工透析で余分なカリウムや老廃物を体外に除去する方法です。

塩分0.5g以下だから安心!

低塩分 & デザート レシピ

もう1品プラスしたいときに選べる低塩分、
低たんぱく質の簡単野菜レシピ8品を紹介します。
合わせて摂取エネルギー調節にも使える100kcal以下のデザートを紹介。

主菜 + 副菜 + 汁物 (+ プラスワン / デザート)

ミニトマトのピクルス

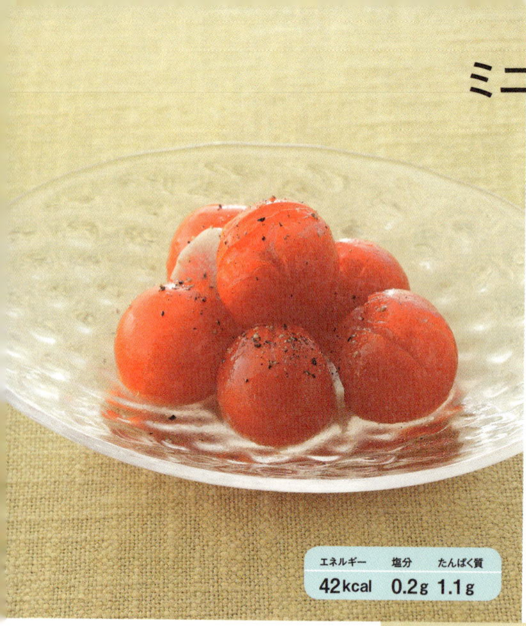

エネルギー 42kcal　塩分 0.2g　たんぱく質 1.1g

材料 ● 2人分

ミニトマト		12個（180g）
にんにく		½かけ（2.5g）
A	りんご酢	大さじ1
	砂糖	小さじ½
	オリーブ油	小さじ½
	塩・黒こしょう	各少々
	水	大さじ2

つくり方

1 ミニトマトは洗ってヘタを取り、水けをきって数か所穴をあける。にんにくは薄くスライスする。
2 鍋に**A**とにんにくを入れ、沸騰して砂糖や塩が溶けたら火を止め、粗熱をとる。
3 容器にトマトを入れ、❷を加えて冷めたら冷蔵庫に入れて、1時間以上漬け込む。

とうがんの ゆず風味だし漬け

材料 ● 2人分

とうがん		½個（200g）
A	昆布だし	カップ1
	しょうゆ（減塩）	小さじ1
ゆず果汁		大さじ1
ゆずの皮（せん切り）		少々

つくり方

1 とうがんは一口大に切って皮をむき、ゆでる。
2 **A**を鍋に入れ、沸騰させる。バットに移し、ゆず果汁とゆずの皮を加えて混ぜる。
3 とうがんを1～2時間漬け込む。

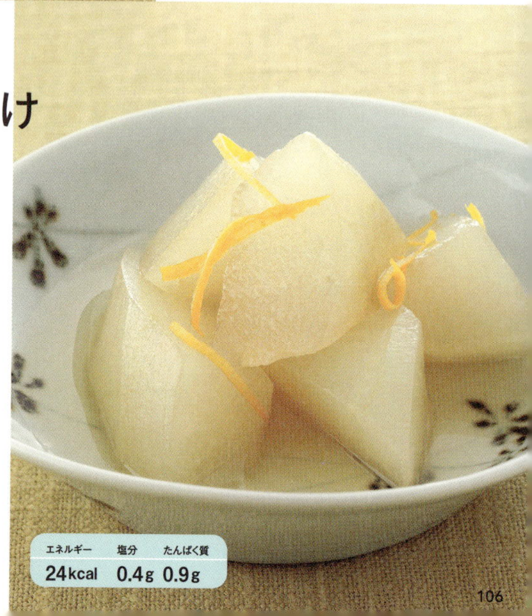

エネルギー 24kcal　塩分 0.4g　たんぱく質 0.9g

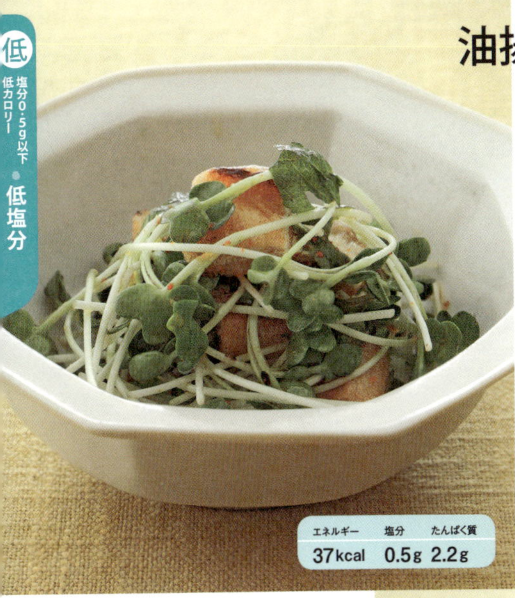

油揚げと貝割れ菜のだししょうゆあえ

材料 ● 2人分

油揚げ	½枚（15g）
貝割れ菜	½パック（20g）
青じそ	2枚（2g）
A［昆布だし	大さじ2
しょうゆ（減塩）	小さじ2
一味唐辛子	少々

つくり方

1 油揚げはオーブントースターで2～3分焼き、一口大に切る。貝割れ菜は根を切り落とし、半分に切る。青じそは適当な大きさにちぎる。

2 ボウルに❶とAを入れてあえる。

エネルギー	塩分	たんぱく質
37kcal	0.5g	2.2g

焼きねぎとしめじのぬた

材料 ● 2人分

ねぎ	1本（100g）
しめじ	⅓袋（30g）
ごま油	小さじ2
A［みそ（減塩）	小さじ1
酒	小さじ1
みりん	小さじ½
しょうゆ（減塩）	小さじ½

つくり方

1 ねぎは、4cm長さに切り、縦半分に切る。しめじはほぐす。

2 鍋にごま油を熱し、弱火でねぎとしめじをじっくり焼く。

3 ボウルにAを混ぜ合わせておき、❷を入れてあえる。

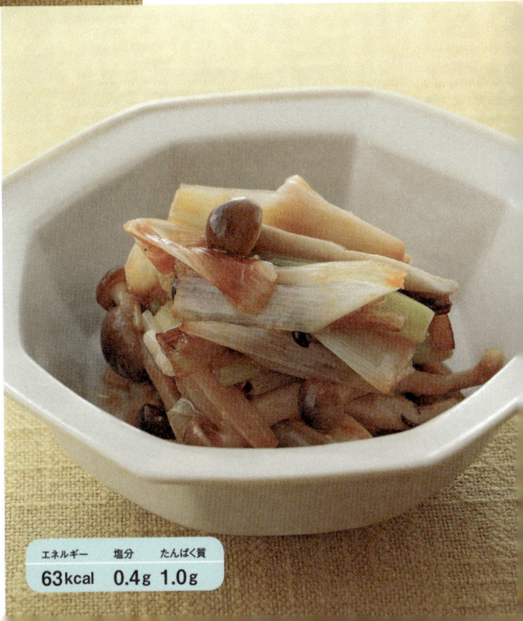

エネルギー	塩分	たんぱく質
63kcal	0.4g	1.0g

白菜のつくだ煮あえ

材料 ● 2人分

白菜	2枚（100g）
しょうが	½かけ（6g）
塩昆布	5g
ごま油	小さじ½

つくり方

1 白菜はそぎ切り、しょうがはせん切りにする。

2 材料をすべてポリ袋などに入れて、よくもみ混ぜる。

すぐに役立つ！ 減塩の裏ワザ

昆布にはアルギン酸やカリウムなど塩分を排出させる働きがあります。うまみも豊富なので、ほかに調味料を使わなくても、塩昆布を使えば、調味料はいりません。

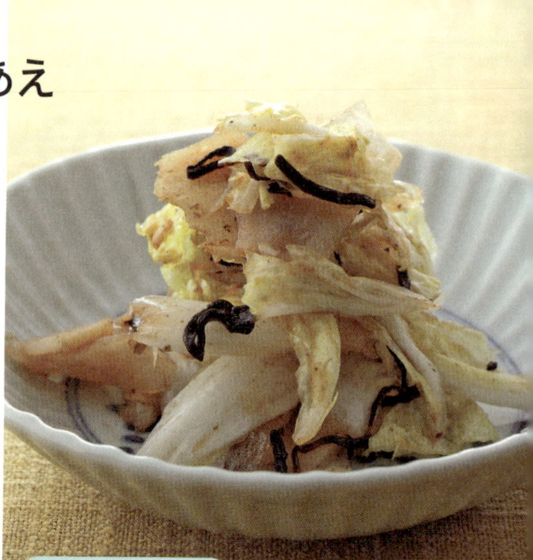

エネルギー	塩分	たんぱく質
20kcal	0.5g	0.8g

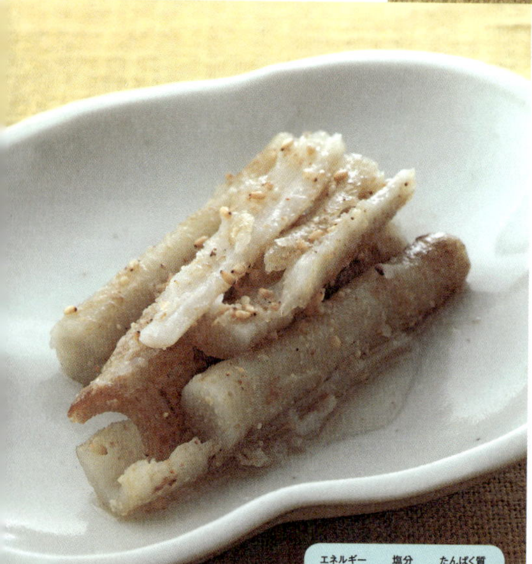

エネルギー	塩分	たんぱく質
51kcal	0.2g	0.9g

たたきごぼうの甘酢漬け

材料 ● 2人分

ごぼう		⅓本強（70g）
A	酢	大さじ1
	砂糖	大さじ1
	白すりごま	小さじ½
	塩	少々

つくり方

1 ごぼうは4cm長さに切り、熱湯でゆでてから、めん棒などで粗くたたく。

2 ボウルにごぼうと、混ぜ合わせたAを入れてあえる。

低
塩分0.5g以下
低カロリー
● 低塩分

パプリカのきんぴら

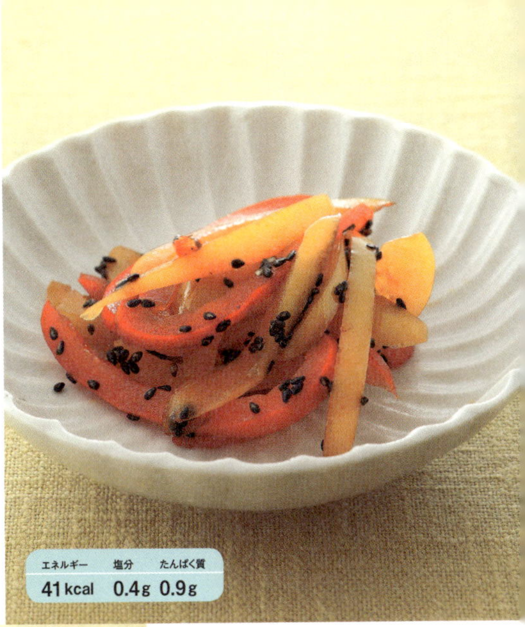

材料 ● 2人分

パプリカ（赤）	⅓個（40g）
パプリカ（黄）	⅓個（40g）
ごま油	小さじ1
A ［ しょうゆ（減塩）	大さじ½
酒	小さじ1
みりん	小さじ1
水	大さじ2
黒ごま	小さじ½

つくり方

1 パプリカは、それぞれ5～10㎜幅の細切りにする。
2 フライパンにごま油を熱し、パプリカをいためる。油がなじんだらAを加え、汁けがなくなるまでいためる。
3 仕上げにごまをふり、混ぜる。

エネルギー	塩分	たんぱく質
41kcal	0.4g	0.9g

かぶのカレーいため

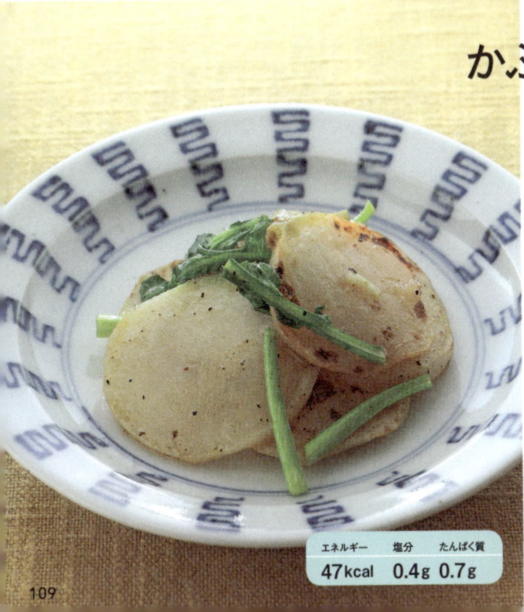

材料 ● 2人分

かぶ	2個（140g）
かぶの葉	4本（20g）
オリーブ油	大さじ½
A ［ 酒	小さじ1
カレー粉	小さじ½
水	大さじ1
塩・こしょう	各少々

つくり方

1 かぶは5～6㎜幅に切り、かぶの葉は2～3㎝長さに切る。
2 フライパンにオリーブ油を熱し、かぶを入れて両面に焼き色をつける。かぶの葉も加えていためる。
3 混ぜ合わせておいたAを回し入れ、塩、こしょうをして水分がとぶまでいためる。

エネルギー	塩分	たんぱく質
47kcal	0.4g	0.7g

100kcal以下で、
糖質がしっかりとれる

デザート

エネルギー	塩分	たんぱく質
88kcal	0.0g	0.5g

さつまいもようかん

材料 ● 8人分

さつまいも	300g
きび砂糖※	80g
水	カップ1
粉寒天	2g

※無い場合は上白糖（80g）で代用

つくり方

1 さつまいもは一口大に切って皮をむき、たっぷりのお湯（分量外）でゆでる。水けをきり、ボウルにあけてつぶし、砂糖を入れて混ぜる。

2 鍋に水と粉寒天を加え、混ぜながら火にかける。沸騰してきたら中火にし、❶を加えて2〜3分練る。

3 ❷を容器に流し入れ、粗熱が取れたら冷蔵庫で1時間ほど冷やし固める。

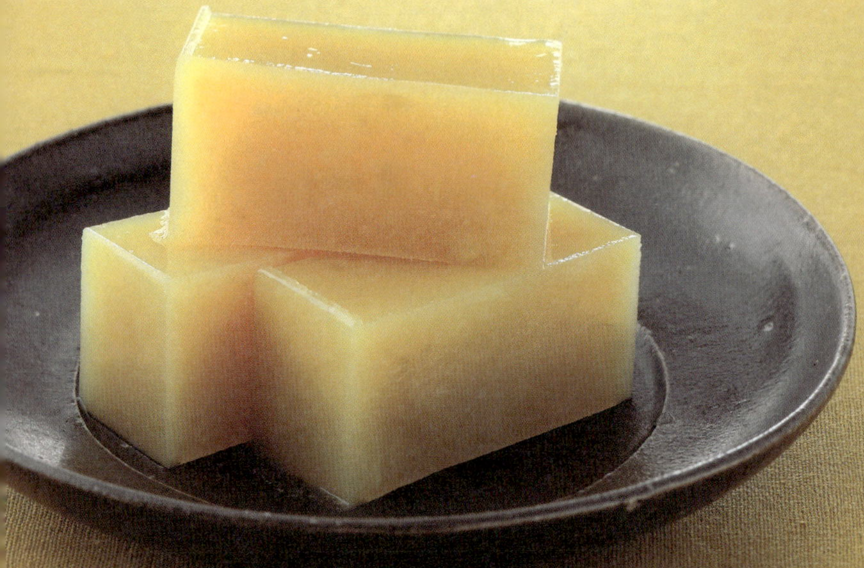

チョコレートムース

エネルギー	塩分	たんぱく質
92kcal	0.1g	3.7g

材料 ● 4人分

	牛乳	120mℓ
A	ココア	10g
	砂糖	大さじ2
	板チョコレート	20g
B	インスタントコーヒー	小さじ1
	水	カップ¼
	粉ゼラチン	4g
	卵白	1個分
	砂糖	大さじ1
	ココア	少々

つくり方

1 牛乳は温めておく。チョコレートは細かく刻む。ゼラチンは5倍の水（分量外）でふやかす。

2 Aをよく混ぜておき、牛乳を少しずつ加えながら混ぜる。

3 鍋に❷とBを加え、火にかける。沸騰したら1～2分混ぜながら弱めの中火で加熱する。

4 火からおろしてゼラチンとチョコレートを加え、一度こし、ボウルに移しかえる。ボウルの底を氷水にあて、混ぜながらとろみがつくまで冷やす。

5 別のボウルでメレンゲをつくる。卵白を泡立て、少し白くなったら砂糖を入れ、ツノがしっかり立つまで混ぜる。

6 ❹に❺を混ぜ合わせて、容器に流し入れ、2時間ほど冷蔵庫で冷やし固める。固まったらスプーンなどですくい、器に盛りつけ、ココアをふる。

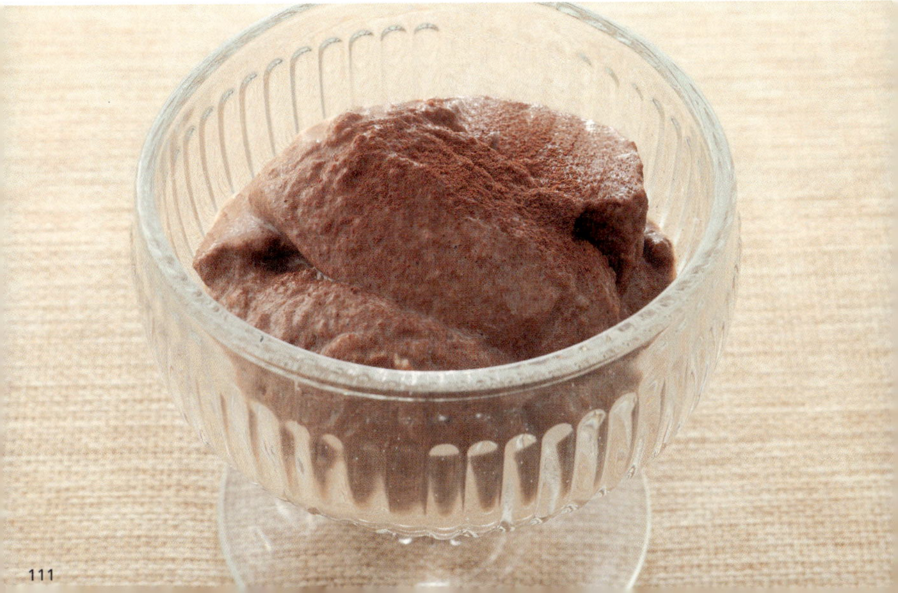

シリアル入りクッキー

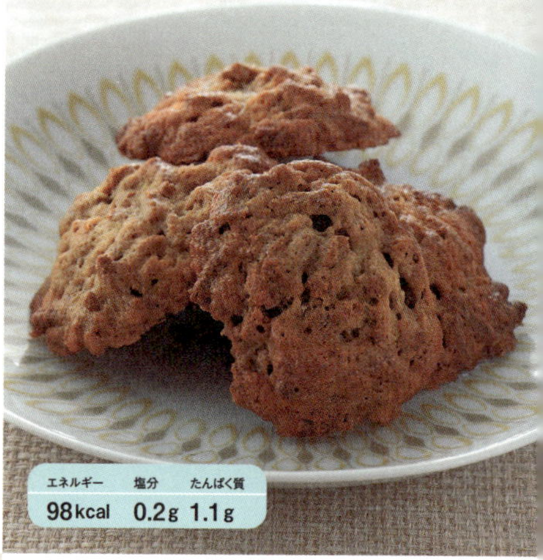

エネルギー	塩分	たんぱく質
98kcal	0.2g	1.1g

材料 ● 5人分

バター（無塩）		90g
黒砂糖		70g
卵		1個
A	薄力粉	40g
	ベーキングパウダー	小さじ1
シリアル		80g

つくり方

1 室温に戻して柔らかくしておいたバターをボウルに入れてクリーム状にし、黒砂糖を加えて混ぜ合わせる。
2 ❶に溶いておいた卵を2～3回に分けて加え、混ぜ合わせる。
3 ❷にふるっておいたAとシリアルを加え、粉っぽさがなくなるまで混ぜ合わせる。
4 ❸をラップに包み、冷蔵庫で約30分ねかす。
5 手で一口大にして、天板の上に間隔をあけて並べ、180℃のオーブンで15～20分焼く。

オレンジとにんじんのカップケーキ

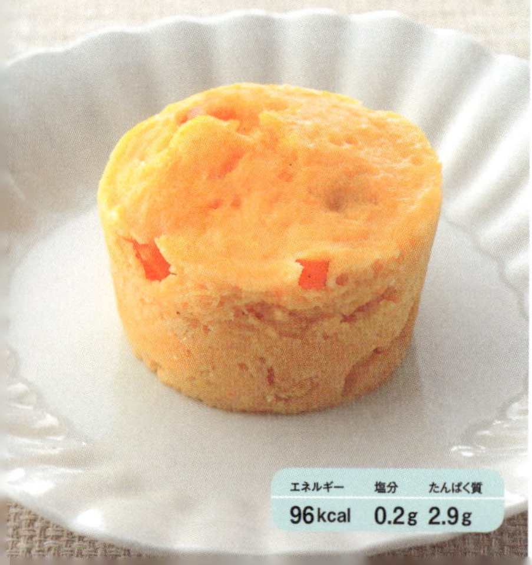

エネルギー	塩分	たんぱく質
96kcal	0.2g	2.9g

材料 ● 直径4㎝×深さ5㎝型で約8個分（つくりやすい分量）

にんじん	1本（180g）
オレンジ	1個
バター（無塩）	大さじ1
砂糖	大さじ1
ホットケーキミックス	100g
卵	1個（50g）
豆乳	カップ1

つくり方

1 にんじんは半分を5㎜の角切り、半分はすりおろす。オレンジは小房に分けて薄皮をむく。そのときに出る果汁はとっておく。
2 フライパンにバターを熱し、角切りのにんじんとオレンジをいためる。砂糖を加えてまぶし、全体にからまったら、粗熱を取る。
3 ボウルにホットケーキミックス、卵、すりおろしたにんじん、オレンジの果汁、豆乳を加え、混ぜる。粉っぽさがなくなったら❷も加え混ぜる。
4 型の7～8分目くらいまで流し入れて、蒸気が上がった蒸し器で中火で15～17分蒸し上げる。

雑穀ご飯せんべい

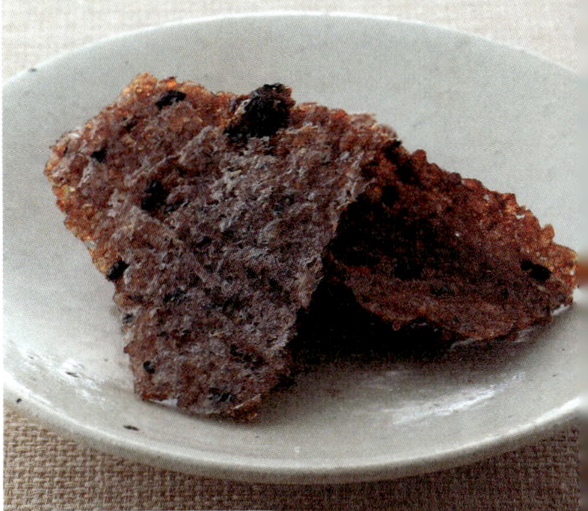

エネルギー	塩分	たんぱく質
96kcal	0.5g	2.3g

材料 ● 6人分

米		100g
雑穀ミックス		1袋（30g）
黒ごま		小さじ2
水		カップ2
A	しょうゆ（減塩）	大さじ2
	砂糖	大さじ1

つくり方

1 米はといでざるにあげておく。
2 耐熱ボウルに米と雑穀ミックス、ごま、水を入れて混ぜる。
3 ふんわりとラップをして、電子レンジに20分間かけたのち、一度混ぜる。さらに10分加熱してそのまま10分蒸らしてから混ぜる。
4 めん棒の先でもちっぽくなるまでつき、粗熱を取る。電子レンジ用の紙の上にのせ、上からも電子レンジ用の紙をのせ、めん棒で平らにのばす。
5 180℃に熱したオーブンで約20分ほど焼き、Aを混ぜたものを塗る。さらに2～3分ほど焼く。
6 食べやすい大きさに割る。

フローズンヨーグルト

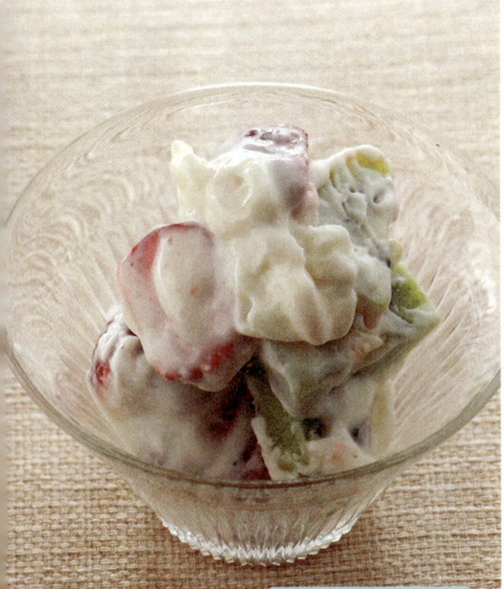

エネルギー	塩分	たんぱく質
84kcal	0.1g	3.2g

材料 ● 4人分

いちご	5個（100g）
キウイ	1個（100g）
ヨーグルト（無糖）	300g
はちみつ	大さじ1

つくり方

1 いちごはヘタをとり、縦に半分に、キウイは半月形に切る。
2 ❶をバットに並べ、1時間くらい冷凍庫で凍らせる。
3 ボウルにヨーグルトとはちみつを入れてよく混ぜる。凍ったフルーツを合わせてそのまま少しおき、盛りつける。

カリウムの多い食品＆食べ方を覚えて、1日1500mg以下に抑える

カリウムは、あまりなじみのない物質のせいか、カリウムがどのような食品に、どの程度含まれているのかなどは、患者さんからよく質問されることのひとつです。

カリウムは、いも類、野菜、フルーツや豆類、種実、肉や魚など、さまざまな食品に含まれているため、まったくとらないようにする、ということはできません。

また、制限量に関しては厳密には個人差がありますが、『腎臓病治療ガイドライン』では1日に1500mg以下に抑えるように指導されているので、これを守ります。

下記の「カリウム摂取を少なくするコツ」を参考に、調理の際に減らす工夫をしていきましょう。

カリウムが多く含まれる食品

●いも

じゃがいも	410mg
さつまいも	470mg
さといも	640mg
やまいも	590mg

●豆・種実

ゆであずき	460mg
ゆで大豆	570mg
納豆	660mg
落花生（ピーナッツ）	770mg

●フルーツ

干しぶどう	740mg
アボカド	720mg
バナナ	360mg
メロン	350mg

●野菜

ほうれんそう	690mg
小松菜	500mg
かぼちゃ	450mg
たけのこ（ゆで）	470mg

●肉・魚

牛もも肉	340mg
鶏むね肉（皮なし）	350mg
あじ	420mg
たい	440mg

100gあたりのカリウム含有量。『五訂増補　日本食品標準成分表』より

カリウム摂取を少なくするコツ

野菜やいもはゆでこぼす

カリウム －20～30%

カリウムは、水に溶けやすい性質があるので、たっぷりの湯でゆでる。

生野菜は細かく切って水にひたす

カリウム －10%

細かく切って水にひたすことで、調理前の1/5量になる。

フルーツは生でなく、缶詰で。シロップは捨てる

カリウム －20～30%

缶詰のシロップにはカリウムが流れ出ているため、フルーツだけを食べる。

ドライフルーツ、干しいも、100%果汁、野菜ジュースはできるだけ避ける

ドライフルーツやジュースにはカリウムが濃縮されて多量に含まれているので、できるだけ食べないようにする。

慢性腎臓病（CKD）の基礎知識

慢性腎臓病に、自覚症状はほとんどありません。
健康診断をきっかけに診断されることがほとんどです。
また、糖尿病や高血圧、脂質異常症の人は、慢性腎臓病にもなりやすいといえます。
病気と向き合っていく上で知っておきたい基礎知識を紹介します。

どんな検査で慢性腎臓病と診断される？

腎臓病の人は年々増えている

慢性腎臓病とは、慢性的に腎臓の機能低下が続く状態のことです。適切な治療をしないで放置すると機能低下が徐々に進行し、最終的には末期の腎不全に至ります。こうなると、人工透析か腎移植をするしかなくなります。

また、腎臓病があると高血圧や脂質異常症などの合併症を招き、それが引き金になって、脳卒中や心筋梗塞《こうそく》などの命にかかわる病気を起こす危険性も高くなります。

現在、日本では約１３３０万人もの慢性腎臓病の患者さんがいると推測されています。そして、人工透析の患者さんは２０１１年に30万人を超え、最近も毎年約７０００人ずつ増加しています（上表参照）。

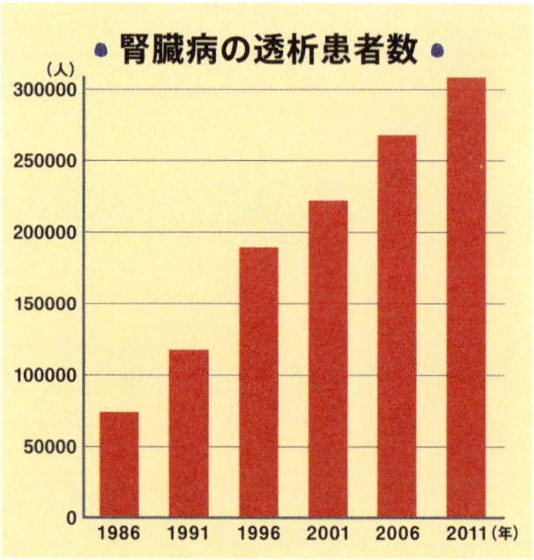

社団法人日本透析医学会「図説　わが国の慢性透析療法の現況」（2011年12月31日現在）より

自覚症状はほとんどない

慢性腎臓病なら「むくみ」などの症状があるはずだと思っている人もいるでしょうが、実は早期には自覚症状はほとんどありません。むくみやからだのだるさ、尿量の異常といった症状が出るのは、かなり悪化してからです。

尿検査と血液検査で診断する

慢性腎臓病は、早期発見が何よりも重要です。そのためには、尿検査と血液検査が有効です。

健康診断や人間ドックなどで定期的に検査を受けることで、異常を早く発見することができます。

●尿検査（尿たんぱく検査）　試験紙を尿に浸し、尿中にたんぱく質が漏れ出ていないかを調べます。腎臓には血液を濾過《ろか》するフィルターの役割があり、障害が起こるとフィルター機能に異常が現れます。すると、通常なら通り抜けることのできないたんぱく質が漏れ出てくるようになるのです。

したがって、尿中に多量のたんぱくが出ている「たんぱく尿陽性（たんぱく尿＋と表記されることも）」の場合は、腎機能障害が起こっていると推測

慢性腎臓病の定義

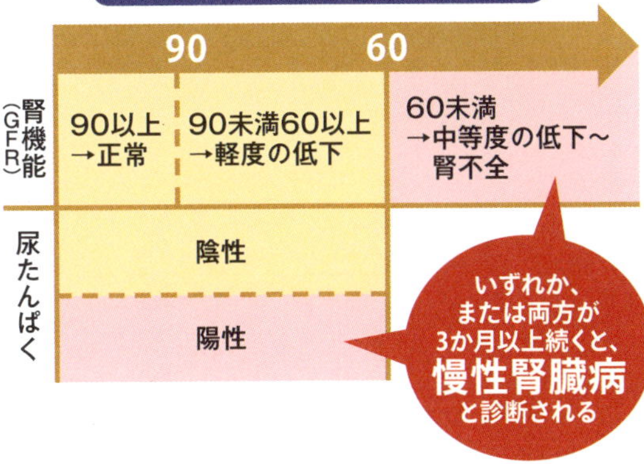
90
60
腎機能（GFR）
90以上
→正常
90未満60以上
→軽度の低下
60未満
→中等度の低下～
腎不全
尿たんぱく
陰性
陽性
いずれか、
または両方が
3か月以上続くと、
慢性腎臓病
と診断される

できます。ただし、たんぱく尿は健康な人でも一時的に出ることもあるので、1回の検査で判断せず、3か月以上あけて再検査を行う必要があります。

たんぱく尿だけでなく、尿に血液が混じる「血尿」もあるときは、すぐに詳しい検査を受けてください。血が目に見えない尿潜血の場合も同様です。

●血液検査（血清クレアチニン検査）

血液中の老廃物の1つである「クレアチニン」の数値を調べて、腎機能を調べる検査もあります。これを「血清クレアチニン検査」といいます。

この血清クレアチニンの数値をもとに、性別や年齢などを加味した計算式に当てはめ、腎機能を推算することができます。これによって求めたGFR（糸球体《しきゅうたい》濾過量）の数値と、尿たんぱく検査の結果によって慢性腎臓病かどうかを判断します（上表参照）。

ただ、血清クレアチニン値も1回の検査だけで診断を確定することはできないので、腎機能が基準値を下回っている場合は、血清クレアチニンの再検査を行います。血清クレアチニン検査は、特定健診の必須項目に含まれていません。後述の慢性腎臓病にかかりやすいといわれるリスクをひとつでももっている場合や、尿たんぱくが陽性になるなど、詳しい検査を受けるように指示されたときは、必ずこの血清クレアチニン検査を受けることが大切です。

慢性腎臓病は高血圧や糖尿病がある人に多い

腎臓は血圧を調節するホルモン分泌にかかわっており、高血圧と腎臓は密接な関係があります。そのため、高血圧の人は腎臓病になりやすく、腎臓病の人もまた高血圧になりやすいのです。

糖尿病には「糖尿病性腎症」という合併症があり、早期の微量アルブミン尿陽性の人から、進行して人工透析を必要とする人まで、非常に多くの患者さんがいることが知られています。

脂質異常症の人も慢性腎臓病には注意が必要です。また、最近ではメタボリックシンドロームや肥満も慢性腎臓病のハイリスクであることが明らかになっています。さらに、家族に腎臓病の人がいる場合も注意が必要です。

尿検査や血液検査で腎機能の低下を指摘された人は、体調の変化に注意し、定期的な受診を心がけ、異常を感じたらすぐに受診するようにしましょう。

基礎知識

原因となる高血圧も治療する

高血圧とは血管の内側に高い圧がかかった状態

心臓は、ポンプのように収縮と拡張を繰り返すことによって、全身に血液を送り出しています。

このとき、心臓から送り出された血液が血管の壁に与える圧力のことを「血圧」といいます。高血圧とは、この圧力が基準よりも高い状態のことです。

高血圧になり、強い圧力が絶えず血管に加わり続けると、しだいに血管壁が傷つき、動脈硬化が進行してしまいます。すると、血管のしなやかさが失われ、血液が流れにくくなって、さらに高血圧が悪化するという悪循環に陥ってしまいます。

高血圧のおよそ80〜90%は「本態性高血圧」といって、明確な原因・誘因がなく、肥満やストレスなどの生活習慣の乱れによって発症するものです。

そのほかに血管やホルモンの異常などの病気が原因で起こる二次性高血圧があります。なかには、腎臓病が原因の「腎性高血圧」という病気もあります。

血圧が上がると腎臓の働きがますます悪くなる

高血圧は、なぜ、腎臓病の原因になるのでしょう？ そこには、動脈硬化が深く関係しています。

高血圧があると、血管壁が常に強い圧力を受け続けるため、しだいに全身の血管で動脈硬化が進みます。これは、血管壁にコレステロールなどがたまるものとは違い、比較的細い動脈の血管壁が傷つき、厚く、硬くなってしまう「細動脈硬化」と呼ばれるタイプです。

細動脈硬化が起こると血管内腔《ないくう》（血液の通り道）が狭くなるため、血液が流れにくくなり、血流が低下します。

腎臓内部には無数の血管が存在するため、血流が悪くなると、当然ながら腎機能の低下を招きます。

腎臓には、内分泌器官の役割もあり、血圧をコントロールするレニンやカリクレイン、キニンといった各種ホルモンを分泌しています。ところが腎機能が低下すると、これらのホルモン分泌にも悪影響が出て、高血圧が悪化したり、あるいはもともとそうではなかったのに、高血圧になったりすることもあるのです。これが腎硬化症です。

腎硬化症には、少しずつ進行する「良性腎硬化症」と急に悪化する「悪性腎硬化症」があります。

良性腎硬化症は、本態性高血圧が原因で、高血圧歴が長い人は要注意です。たんぱく尿が出るようになります。

悪性腎硬化症は、すさまじい高血圧とともに激しい吐き気や意識障害、眼底出血や視力障害が起こることもあります。

腎臓の動脈硬化が進行する悪循環

細動脈

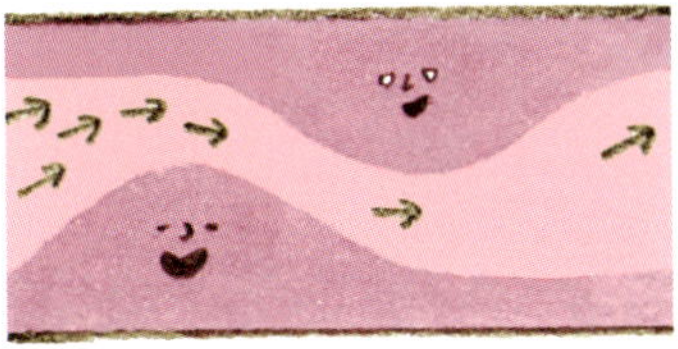

腎臓内の血管が硬くなる

血管は血圧による強い圧力を受け続けると、細胞が傷つき、血管壁がだんだん厚く、硬くなっていく。

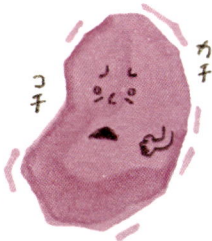

腎臓が硬くなり、働きが低下する

血管壁が厚くなってくると、血管の内腔が狭くなり、腎臓の血流が悪くなる。その状態が長く続くと、腎臓が硬く小さくなる。

さらに血圧が上がる

必要な血液量を保つために、レニンが分泌されて、血圧が上がる。ますます血管に強い圧力がかかる。

慢性腎臓病患者の高血圧治療ポイントと目標

1 食事療法

- 塩分は1日6g未満に
- 摂取エネルギーは適正量に
- 状態に応じてたんぱく質制限を

2 運動

3 薬物療法

- ACE阻害薬
- ARB など

［基本］
収縮期血圧
130mm/Hg以下
拡張期血圧
80mm/Hg以下
を目指す

原因となる糖尿病も治療する

糖尿病とは血糖値が高くなりすぎた状態のこと

糖尿病性腎症は、慢性腎臓病のなかでも非常に患者数が多く、しかも進行して人工透析に至るケースが増えており、深刻な問題となっています。このような腎障害を防ぐには、糖尿病の管理がきわめて重要です。そのため、適切な血糖コントロールを行い、腎臓の負担を減らすことが必要です。

そもそも糖尿病とは、血液中のブドウ糖が増えすぎて、血糖値が高い状態が持続する病気です。血糖は、すい臓から分泌されるインスリンというホルモンによってコントロールされていますが、何らかの原因でインスリンの分泌が悪くなる、あるいは働きが低下すると血糖値が高くなります。

糖尿病は、自己免疫や感染などが原因となる1型と、主に生活習慣が原因となる2型の2つに分けられています。現在日本で中高年に激増しているのは、2型糖尿病のほうです。

糖尿病の診断には、血液中のブドウ糖量を調べる「空腹時血糖値検査」「ブドウ糖負荷試験」を行いますが、日常の血糖管理の状態を知るには「ＨｂＡ１ｃ《ヘモグロビンエーワンシー》」という検査が不可欠です。ＨｂＡ１ｃは過去1～2か月の平均的な血糖値の状態がわかります。

血糖値が高いと血管を傷つけ腎臓の働きが低下

糖尿病によって血糖値が高い状態が続くと、全身の血管が障害されます。その影響により、「糖尿病性網膜症」「糖尿病性神経障害」「糖尿病性腎症」という3つの代表的な合併症が起こります。とくに多いのが、糖尿病性腎症です。

腎臓の糸球体は細い血管のかたまりのような組織で、血液を濾過し、老廃物を尿として排出する働きがあります。高血糖が続くと、糸球体の毛細血管の周囲にある細胞が肥大し、血管を圧迫するようになります。

すると、血流が悪くなり、その働きが低下してしまうのです。さらに、濾過するフィルターの目が粗くなって、本来なら通り抜けられないたんぱくが尿中に漏れ出てしまうようになります。

糖尿病性腎症は、糖尿病で血糖管理不良な状態が続くと10～20年で発症することが多く、腎障害が出現すると進行を阻止するのがきわめてむずかしく、適切な治療をせずに放置したりすると人工透析に至ります。

食事だけでなく薬物療法も行う

糖尿病性腎症の進行を防ぐには、なにより血糖値をコントロールし、糖尿病の治療を適切に行うことです。

糖尿病を併発していると腎臓の細い血管がもろくなる

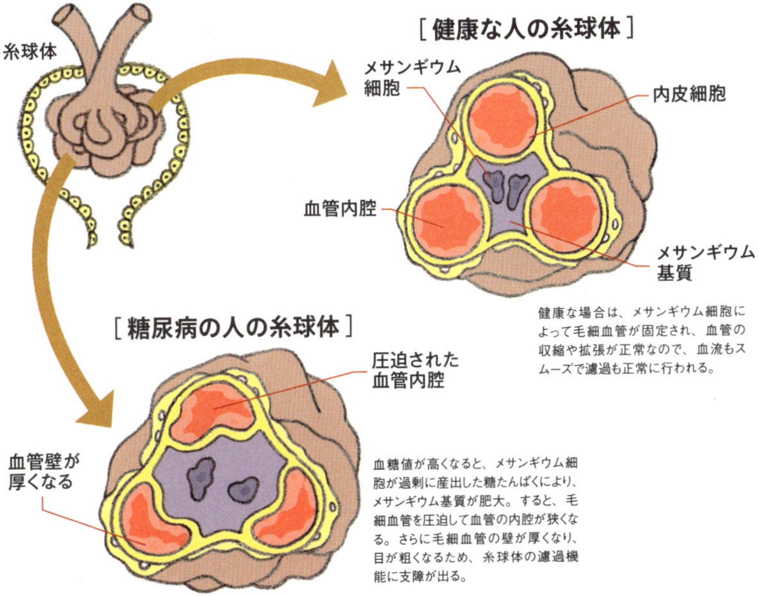

健康な場合は、メサンギウム細胞によって毛細血管が固定され、血管の収縮や拡張が正常なので、血流もスムーズで濾過も正常に行われる。

血糖値が高くなると、メサンギウム細胞が過剰に産出した糖たんぱくにより、メサンギウム基質が肥大。すると、毛細血管を圧迫して血管の内腔が狭くなる。さらに毛細血管の壁が厚くなり、目が粗くなるため、糸球体の濾過機能に支障が出る。

慢性腎臓病患者の糖尿病治療ポイントと目標

1 食事療法
- 塩分は1日6g未満に
- 摂取エネルギーは適正量に
- 状態に応じてたんぱく質制限

2 運動

3 薬物療法
- のみ薬
- インスリン注射 など

→ **HbA1c 6.9未満を目指す**

そのためには、まず適切な食事管理をし、医師の指示を守って運動療法も行います。

必要に応じて経口糖尿病薬などの血糖値を下げる薬の服用や、インスリンを注射で補う場合もあります。

さらに、糖尿病性腎症の早期発見には定期的に「微量アルブミン尿」という検査を必ず受けることが肝心です。

原因となる脂質異常症も治療する

コレステロールが体内をめぐるしくみ

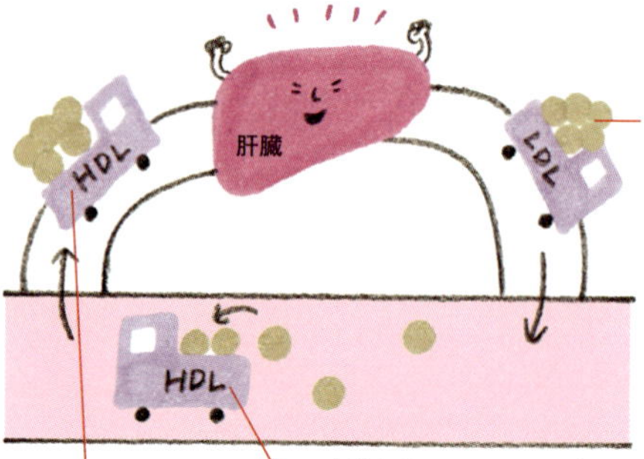

健康な状態だと、LDLによって全身の必要な場所に必要な分のコレステロールが届けられ、必要でない分がHDLによって回収されている。余分にとりすぎたり、肝臓でつくりすぎたコレステロールは、血管壁に侵入して、動脈硬化の原因に。

血液中の脂質のバランスがくずれた状態のこと

脂質異常症とは、血液中に含まれている脂質の量が増えすぎたり、逆に少なくなったりする状態のことです。

血液中に含まれる脂質は、「コレステロール」と「中性脂肪」に大きく分けることができます。ただし、腎臓病の要因になるのはコレステロールです。そして、主なコレステロールには、ＬＤＬコレステロールとＨＤＬコレステロールがあります。

ＬＤＬやＨＤＬとは、コレステロールを運搬するリポたんぱくのことです。このたんぱくと結合することによってコレステロールは血液中に溶け込むことができ、全身に運ばれるのです。

ＬＤＬは肝臓から全身にコレステロールを運搬する役割があり、増えすぎると血管壁に入り込んでたまってしまうことから「悪玉」と呼ばれています。

一方、ＨＤＬは血管壁にたまった余分なコレステロールを回収して、肝臓に運ぶ役割があることから「善玉」と呼ばれています。

脂質異常症の主な原因は、食事などの生活習慣です。

脂肪や糖質の多い食事などによる肥満、アルコールののみすぎによって起こります。

脂質異常症があると、血管壁にコレステロールが入り込んで壁を内側から押し上げるため、血管の内腔（血液の通り道）が狭くなって血流が悪くなります。

これは動脈硬化の一種で、「粥状《じゅくじょう》硬化」といいます。ひどい場合は、血管が完全に詰まることもあります。これが脳の血管で起これば脳梗塞の原因に、心臓の血管で起これば狭心症や心筋梗塞の原因になります。

動脈硬化が進むと腎臓の働きが悪くなる

動脈硬化が進み、血流が悪くなると、腎臓の働きにも影響があらわれます。

腎臓は、全身の血液を濾過する器官です。脂質異常症によって血液中の脂質が多すぎる状態が続くと、その影響を受けることになります。

血液中に大量のコレステロールが流れ出て、血液が粘りけを帯びて流れにくくなります。血栓《けっせん》（血のかたまり）ができたりすると、腎臓の糸球体の濾過機能が低下する恐れがあります。

また、動脈硬化が進むと高血圧になりやすく、これもまた腎機能低下の原因となります。

高血圧が進むと腎臓の血管がダメージを受け、進行すると「腎硬化症」になって腎臓が硬く、小さくなり、腎機能が著しく低下するおそれがあります（118ページ参照）。

食事や運動とともに薬物療法も行う

脂質異常症の治療は、食事療法と運動療法が基本です。

まず、食事でとる脂質やコレステロール、糖質を抑えます。肥満がある場合は摂取エネルギー量を減らし、減量をします。

運動は血中脂質を下げるのに有効です。とくにウオーキングは善玉のHDLを増やす効果が期待できます。

食事療法と運動療法を行っても改善されない場合は、薬物療法を追加します。HMG-CoA還元酵素阻害薬（スタチン製剤）やEPA製剤のほか、血栓ができるのを防ぐために抗血栓薬を用いる場合もあります。

脂質異常症の腎臓病への影響

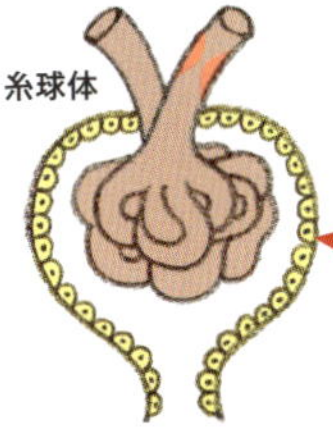

脂質異常症があると

腎臓内の血管が厚くかたくなる（動脈硬化）

▼

腎臓の働きが低下する

慢性腎臓病患者の脂質異常症治療ポイントと目標

1 食事療法

- 塩分は1日6g未満に
- 摂取エネルギーは適正量に
- 脂肪摂取量は適正エネルギーの20～25%に
- コレステロール摂取量は1日300mg以下
- 食物繊維を十分にとる
- 状態に応じてたんぱく質制限

2 運動

3 薬物療法

- HMG-CoA還元酵素阻害薬 など

LDLコレステロール120mg/dℓ未満を目指す

禁煙を実行し、アルコールは適量に

たばこは血流を悪くするので、禁煙すること

慢性腎臓病の人は禁煙が必須です。

たばこに含まれているニコチンには、血管を収縮させる作用があります。血管が収縮すると血流が悪くなり、腎臓への血流も低下するからです。喫煙本数が多いほど、腎機能低下のリスクは高まります。

さらに、腎臓病以外の病気にも喫煙はよくありません。

喫煙によって体内で活性酸素が発生すると、細胞の酸化が促進され、動脈硬化が進みます。その結果、高血圧や脂質異常症が悪化したり、糖尿病の人はインスリンの分泌に影響して血糖値が下がりにくくなったりします。

現在、禁煙治療は健康保険が適用されるようになりました。主治医に相談して、できるだけ早くたばこをやめるように努力してください。

状態が安定していれば適量なら飲酒してもよい

飲酒に関しては、病状が安定しており、医師が許可すればのんでもかまいません。ただし、飲酒量はきちんと制限を守ることが大切です。原則として、1日にビールなら中びん1本、日本酒なら1合程度を守ります。

重要なのは、アルコールに含まれているたんぱく質やエネルギー量も1日の摂取量に加算することです。

また、のみすぎたり、食べすぎたりして、塩分やたんぱく質の制限をオーバーすることがないようにします。

酒のつまみには、チーズやナッツ類、ソーセージ、から揚げなど塩分やたんぱく質、カリウムが多く含まれているものが多いので、くれぐれも食べすぎないように注意してください。

主なアルコール類のエネルギーとたんぱく質量

	エネルギー	たんぱく質量
日本酒（吟醸酒） グラス1杯（180mℓ）	187kcal	0.5g
白ワイン ワイングラス1杯（100mℓ）	73kcal	0.1g
赤ワイン ワイングラス1杯（100mℓ）	73kcal	0.2g
ウイスキー グラス1杯（30mℓ）	71kcal	0g

	エネルギー	たんぱく質量
ビール 1缶（350mℓ）	140kcal	1.1g
ビール 中瓶（500mℓ）	200kcal	1.5g
発泡酒 1缶（350mℓ）	157kcal	0.4g
焼酎（乙類） 100mℓ	146kcal	0g

「五訂増補　日本食品標準成分表」より算出

生活改善

有酸素運動で体を動かす

酸素を取り入れる ウオーキングがベスト

慢性腎臓病の悪化を防ぐには、肥満を解消し、適正な体重（＝標準体重。22ページ参照）を保つことが大切です。そのためには、安静にばかりしていないで適度な運動をしましょう。

また、高血圧や糖尿病、脂質異常症など生活習慣病の改善、ストレス解消のためにも運動習慣をつけることは大切です。

ただし、慢性腎臓病でも腎機能やたんぱく尿の程度によっては、激しい運動はできません。運動は医師と相談してください。有酸素運動としておすすめなのはウオーキングです。

これまであまり運動したことがない人でも気軽にはじめられますし、からだにかかる負荷も比較的軽くてすみます。自分のペースでできるので、無理なく続けることができます。

疲れたら途中で休憩しながらでかまいません。無理は禁物です。

医師と相談して 運動を決める

慢性腎臓病が進行してくると、運動量や日常の生活動作も制限されることがあります。

運動をする場合は、まず医師に、どんな運動をどの程度の強度で行ってよいのか、確認してからにします。体調に変化があったときや気になる症状が出たら、必ず受診します。症状によっては、運動しないほうがよい場合もあります。

また、日常生活にも制限が行われることがあります。「生活指導区分」といって、患者さんの病状に応じて、どの程度の活動ならしてもよいかを分類した目安があります。仕事や家事の内容にも関係してくるので、医師とよく相談することが大切です。

自分のペースで 体を動かそう

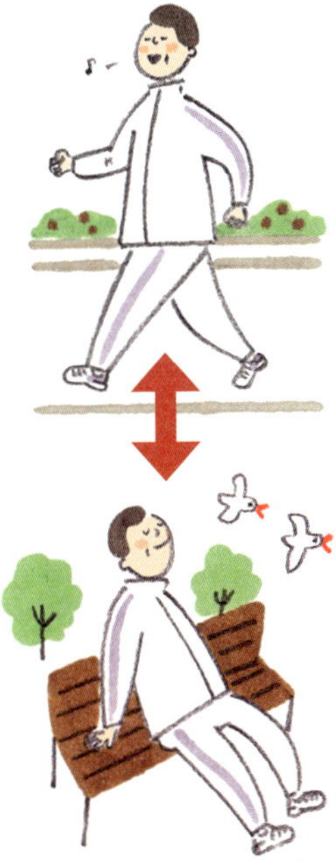

息があがるほどの運動ではなく、笑顔で、話しながらできる程度の運動の強さがベスト。休みながら自分のペースで。

処方された薬を必ず服用する

治療の基本は薬を指示通りのむこと

慢性腎臓病で薬が処方されている場合には、医師から処方された薬を指示どおり服用することが、治療の基本です。

慢性腎臓病の場合、自覚症状があることのほうが少ないため、病状や症状について自己判断をするのは、非常に危険です。医師に処方された薬剤があるのであれば、指示通り服用し、その上で食事療法、生活療法を行います。

慢性腎臓病には原因となる病気があったり、慢性腎臓病を発症したあとに併発する病気があります。高血圧や脂質異常症、糖尿病などがその代表です。そのため、降圧薬や脂質異常症治療薬、経口血糖降下薬など、治療に用いられる薬は多種類に及びます（左ページ表参照）。これらのなかから、患者さんの病状に応じて選択して用います。

慢性腎臓病の悪化を防ぐには、とくに血圧の管理が必要です。塩分制限、生活習慣の改善で血圧が下がらない場合には、着実に血圧を下げるため、降圧薬が処方されます。

薬の量や回数を自己判断で変えると危険

腎臓は血流が多く、しかも血液の濾過や薬の成分の排出にもかかわっているため、薬の影響をとても受けやすい臓器です。腎臓の内部では、濃縮された尿中に高濃度の薬の成分や代謝産物が含まれているため、腎機能に悪い影響を与える薬剤もあります。

また、腎臓病だけでなく、ほかの病気の治療のために多種類の薬を服用している人も少なくありません。

さらに、慢性腎臓病が進行してくると腎機能に合わせた適切な投与量の調節が必要な薬剤もあります。

こうした理由から、患者さんには慎重に薬が用いられます。勝手に薬の量や回数をかえると、十分な効果があらわれないばかりか、思わぬ副作用が起こる危険が高くなります。薬は必ず医師の指示を守って服用してください。

市販薬とののみ合わせにも注意

気をつけたいのは、病院の処方薬だけではありません。たとえば、下痢をしたときや頭が痛いときなどに市販薬を服用する場合にも注意が必要です。

原則として、市販薬といえども勝手に服用するのは避けます。必ず医師の指示をあおいでから服用してください。

ふだんからよくのむ薬は、処方薬、市販薬に限らず、事前に医師に確認しておくと安心でしょう。同様の理由から、健康食品やサプリメント類もまずは医師に確認してから利用してください。

腎臓病治療で使われる主な薬

〔 糸球体腎炎などの治療薬 〕

	作用と特徴	適している人
副腎皮質ステロイド薬	炎症を鎮め、腎臓の糸球体を守る。	・腎生検などの精密検査で糸球体腎炎と診断された人
免疫抑制薬	高ぶった免疫の働きを抑制する。リンパ球の働きを強力に抑制する作用もある。	・腎生検などの精密検査で糸球体腎炎と診断された人

〔 降圧薬 〕

	作用と特徴	適している人
ACE《エース》阻害薬	ACEという酵素の働きを抑え、アンジオテンシンⅡの生成を抑える薬。ARBとほぼ同等の効果があるが、副作用として空咳（たんが出ない苦しい咳）が起こることもある。	・食事療法や生活改善を行っても、血圧が目標値まで下がらない人
ARB（アンジオテンシンⅡ受容体拮抗薬）	交感神経の亢進によって分泌されるホルモン、アンジオテンシンⅡの作用を抑え、血圧を下げる。心臓や腎臓を保護する効果があり、合併症のある人、代謝機能が低い人によく使われる。	・食事療法や生活改善を行っても、血圧が目標値まで下がらない人
利尿薬	腎臓に作用してナトリウムや水分の排泄を促し、全身の血液量を減らして血圧を下げる薬。低カリウム血症を起こしやすいため、ARBやACE阻害薬と併用して少量を使うのが一般的。	・塩分摂取量の多い人 ・ARBやACE阻害薬を使っても、十分な効果がない人 ・むくみのある人
カルシウム拮抗薬	カルシウムが血管壁の筋肉細胞に入るのを抑制し、血管壁の収縮を抑えて血圧を下げる薬。どのタイプの高血圧でも効果が高く、副作用が少ない。	・すべてのタイプの高血圧

〔 糖尿病治療薬 〕

	作用と特徴	適している人
α-グルコシダーゼ阻害薬（αGI薬）	糖の分解を遅らせることで、糖質の消化吸収を遅らせ、食後の血糖上昇をなだらかにする。食事直前にのむことで、インスリン分泌とのタイミングをあわせる。	・食事療法や生活習慣の改善でも血糖コントロールの悪い人

〔 脂質異常症治療薬 〕

	作用と特徴	適している人
HMG-CoA還元酵素阻害薬（スタチン）	コレステロールの合成を抑制することで、LDLコレステロール値を効果的に低下させる。	・食事療法、生活習慣の改善を行っても、LDLコレステロールが下がらない人
プロブコール	コレステロールを胆汁酸へ変換させ、排出を促進する。	・食事療法、生活習慣の改善を行っても、LDLコレステロールが下がらない人
陰イオン交換樹脂	胆汁酸を吸着させ、再吸収を抑えることにより、コレステロールを低下させる。	・食事療法、生活習慣の改善を行っても、LDLコレステロールが下がらない人
ニコチン酸系	脂肪組織の脂肪分解を抑え、中性脂肪の合成を抑える。また血行をよくする作用もある。	・食事療法、生活習慣の改善を行っても、LDLコレステロールが下がらない人
イコサペント酸エチル（EPA）	動脈硬化を予防したり、動脈硬化によって血液が固まりやすくなることを防ぐ。また、動脈硬化が原因の潰瘍や痛み、冷えなどを改善する。EPAはいわしやさばなどの魚に含まれる不飽和脂肪酸と同じ成分。	・食事療法、生活習慣の改善を行っても、LDLコレステロールが下がらない人

「CKD診療ガイド2012」より作成

監修

山縣邦弘（やまがた・くにひろ）

筑波大学医学医療系臨床医学域腎臓内科学教授。
1959年生まれ。1984年筑波大学医学専門学群卒業。筑波大学内科、日立総合病院腎臓内科主任医長、オレゴン大学、筑波大学助教授、筑波大学大学院人間総合科学研究科助教授などを経て、2006年より現職。専門は腎臓病。『コメディカルのためのCKD慢性腎臓病療養指導マニュアル』（南光堂）の編集にもたずさわる。
筑波大学附属病院　住所：茨城県つくば市天久保2-1-1

石川祐一（いしかわ・ゆういち）

日立総合病院栄養科科長。管理栄養士。
1962年生まれ。1985年東京農業大学農学部栄養学科卒業。食品会社研究開発、個人病院管理栄養士などを経て、現職。塩分制限、たんぱく質制限の厳しい患者さんひとりひとりに対して、その人の生活にあった食事指導を日々行っている。

料理・レシピ制作

大越郷子（おおこし・さとこ）

管理栄養士、フードコーディネーター。
書籍・雑誌の料理制作、栄養指導、製菓学校での講師など、幅広く活躍中。著書に『シリコンスチーマーでかんたん！ 楽うまレシピ』（西東社）など、監修書に『肝臓をいたわるおいしいレシピブック』（保健同人社）など多数。

参考文献

『コメディカルのためのCKD慢性腎臓病療養指導マニュアル』編集　山縣邦弘（南光堂）

『CKD診療ガイド2009』『CKD診療ガイド2012』日本腎臓学会編（東京医学社）

『第8版　腎臓病食品交換表　治療食の基準』黒川清監修　中尾俊之他編（医歯薬出版）

『五訂増補　日本食品標準成分表』

『NHKきょうの健康大百科』（NHK出版）

月刊『NHKきょうの健康』（NHK出版）

『名医の図解　腎臓病に克つ生活読本』富野康日己著（主婦と生活社）

『NHKきょうの健康　糖尿病の食事術』清野裕、北谷直美監修（主婦と生活社）

『NHKきょうの健康　高血圧の食事術』苅尾七臣、佐藤敏子監修（主婦と生活社）

『NHKきょうの健康　コレステロール・中性脂肪対策の食事術』津下一代監修（主婦と生活社）など

制作協力	NHKエデュケーショナル 鈴木謙二、安川美杉
カバー・本文デザイン&DTP	八月朔日英子
撮影	安田 裕（ヤスダフォトスタジオ）
スタイリング	高木ひろ子
イラスト	さいとうあずみ
校正	小村京子
編集協力	ジェシカ、重信真奈美
編集担当	佐藤晶子、武田賢二、 黒坂 潔、尾崎泰則

すぐに役立つ健康レシピシリーズ❹
NHK きょうの健康
腎臓病の食事術【ポケット版】

監　修　山縣邦弘、石川祐一
編　者　「きょうの健康」番組制作班、主婦と生活社ライフ・プラス編集部
編集人　新井 晋
発行人　黒川裕二
発行所　株式会社主婦と生活社
　　　　〒104-8357　東京都中央区京橋3-5-7
　　　　TEL　03-3563-5058（編集部）
　　　　TEL　03-3563-5121（販売部）
　　　　TEL　03-3563-5125（生産部）
印刷所　大日本印刷株式会社
製本所　株式会社若林製本工場

ISBN 978-4-391-14330-0

※本書の情報は、2014年7月末日時点のものです。